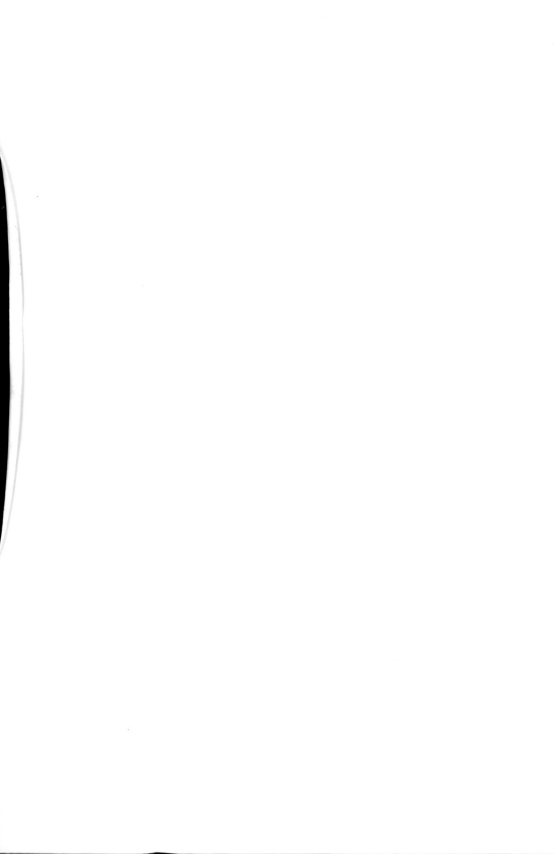

中国最美经方丛书

丛书主编 柳越冬 杨建宇

小柴胡汤

XIAO
CHAI
HU
TANG

主 编

柳越冬 杨建宇 王汉明

中原农民出版社

·郑州·

图书在版编目(CIP)数据

小柴胡汤 / 柳越冬,杨建宇,王汉明主编. —郑州:中原农民
出版社,2018.9
　(中国最美经方丛书)
　ISBN 978 - 7 - 5542 - 1975 - 1

　Ⅰ.①小… Ⅱ.①柳… ②杨… ③王… Ⅲ.①小柴胡汤-研究
Ⅳ.①R286

中国版本图书馆 CIP 数据核字(2018)第 152509 号

出版: 中原农民出版社

地址: 河南省郑州市郑东新区祥盛街 27 号 7 层

邮编: 450016

网址: http://www.zynm.com

电话: 0371 - 65751257

发行单位: 全国新华书店

承印单位: 新乡市豫北印务有限公司

投稿邮箱: zynmpress@sina.com

策划编辑电话: 0371 - 65788677

邮购热线: 0371 - 65713859

开本: 710mm × 1010mm 　　1/16

印张: 14

字数: 208 千字

版次: 2019 年 8 月第 1 版

印次: 2019 年 8 月第 1 次印刷

书号: ISBN 978 - 7 - 5542 - 1975 - 1

定价: 56.00 元

编 委 会

名誉主编　孙光荣　祝之友
总 主 编　柳越冬　杨建宇
副 主 编（按姓氏笔画排序）
　　　　　　王成祥　冯　利　刘冠军　李　杨　杨志敏　杨剑峰　钟丹珠
　　　　　　祝维峰　陶弘武　魏素丽
编　　委（按姓氏笔画排序）
　　　　　　于　峥　王　龙　王东红　王汉明　王丽娟　吕沛宛　朱庆文
　　　　　　朱培一　刘春生　刘树权　严雪梅　李瑞琪　邹　旭　张　凯
　　　　　　陆锦锐　庞　敏　郑佳新　赵宇昊　姜丽娟　姜雪华　徐江雁
　　　　　　徐国良　郭会军　黄　平　曹运涛
主编单位　辽宁中医药大学附属第四医院
　　　　　　全国中药泰斗祝之友教授中医临床药学学验传承工作室
　　　　　　国医大师孙光荣中和医派传承工作室
　　　　　　中华中医药中和医派京畿豫医杨建宇工作室
　　　　　　中国·中关村炎黄中医药科技创新联盟
　　　　　　全国中医经方健康产业发展联盟
　　　　　　仲景书院首期"仲景国医传人"精英班·研习小组
　　　　　　吉林·辽源市中医药中和医派研究传承工作室

本书主编　柳越冬　杨建宇　王汉明
本书副主编（按姓氏笔画排序）
　　　　　　于永铎　于颖梅　白　清　朱培一　杨剑峰　张守琳　张勤修
　　　　　　钟丹珠　徐学功　郭海燕　薛武更
本书编委（按姓氏笔画排序）
　　　　　　王丽娟　王居新　王笑青　朱鹏展　任绍林　刘冠军　李　杨
　　　　　　杨冠琼　吴　敏　赵金岭　高少才　惠广进　潘淑云　魏素丽

大美经方！ 中医万岁！

今天有点兴奋！

"中华中医药祝之友/杨建宇教授经方经药传承研究工作室"的牌子挂在了印尼·巴淡岛！[1]我很自豪地说，这是中医药界第一块"经方经药"传承研究机构的牌子！自然，在东南亚乃至全球也是第一！而这，必须感谢、感恩医圣张仲景的经方！

在20世纪80年代，我刚学了中医方剂学，就到新华书店买了一本《古方今用》，其中第一和方"桂枝汤"，不但用于治疗感冒，而且还广泛用于内外妇儿疾病。我印象最深的是既治坐骨神经痛，又治高血压。当时，我就有点懵！待学完《伤寒杂病论》，就有点明白了。但是一直到90年代初，随着临床感悟的加深，对医圣经方潜心地体验，对《伤寒杂病论》的反复体味，就基本上明白了许多。继而，临床疗效随着经方更广泛地应用而有了大幅提高，随即，我就被郑州地区多家门诊邀请出诊，还被许昌、濮阳、新乡、信阳等地邀请出专家门诊。直到现在，我仍坚持不懈地在临床中应用经方、体验经方、推广经方，并且效果显著，声誉远扬。时而，被邀至全国各地会诊疑难杂症；时而，被邀至全国各地讲解经方心得；偶尔，被邀至境外讲解经方，交流使用经方攻克疑难杂症的经验。而今天，把"经方经药"传承研究的牌子挂在了印尼·巴淡岛上，而这一切，都缘于经方！都成于经方！这真是最美经方！大美经方！我情不自禁地在内心深处呼喊，感谢经方！感恩医圣！

时间如梭！中医药发展进入加速期。重温中医药经典蔚然成风，国家中医药管理局"全国优秀中医临床人才研修项目"学员（简称国优人才班）的培养，重在经典的研修，通过对研修项目的关注、论证、宣教、参与、主持等历炼和学习，我接触到了中医经典大家，对中医经典有了更深入地认知，对经方有了更深刻地体验，临床疗效再次得到了稳步提升。北京市中医管理局、河南省中医管理局、南阳市中医药管理局共同举办仲景书院首期"仲景国医传人"精英班，我有幸作为执行班主任，再次对经方大家和经方学验有了更多的感触和心悟。再加之，近5年来我一直在牵头专病专科经方大师研修班的数十个研修班的学习与交流，在单纯的经方学习交流之基础上，更多地引导经方的学术提升和经方应用向主流医院内推广，使我对"经方热"乃至"经典热"有了更多层面的了解和把握。期间，有一个"病准方对药不灵"现象引起了我的关注，我认为这一定是中药药物的精准及合理应用出了问题。即而联想到，国优人才班讲经典《神农本草经》苦于找不到专门研究《神农本

1

草经》的教授,而在第三批国优人才班上课时,只有祝之友老教授一个人专注《神农本草经》专题研究与经方解读。原来这是中医药界普遍不读《神农本草经》的缘故,大家不重视临床中药学科的发展,从而导致临床中药品种、中药古今变异等问题没有得到良好的控制和改善,导致用药临床不效。故而,我们就立即开始举办"基于《神农本草经》解读经方临证应用研修班和认药采药班",旨在引导大家重温中医药首部经典《神农本草经》,认真研究经方的用药精准问题。此时此刻,明确提出"经药"这一"中医临床药学"的基本概念。根据祝之友老教授的要求和亲自授课、督导,我迅速把这个概念推广至全国各地(包括台北市的国际论坛上),及东南亚地区,为提高中医药临床疗效服务!而这个结果仍然是医圣经方的引领,仍然要感谢、感恩医圣仲景!大美经方!最美经方!

我和不少中医药人一样,稍稍有点小文人情愫,心绪放飞之时,就浮想联翩,继而就草草成文。恰好"中国最美经方丛书"第一辑 15 册即将出版,而邀我作序,就充之为序。

之于"中国最美经方丛书",启于原"神奇的中华经穴疗法系列丛书"的畅销与好评!继而推出。既是中原出版传媒集团重点畅销图书,也是目前"经方热""经药热"之最流行类之书籍。本丛书系柳越冬教授带头,由国家名医传承室、大学科研机构、仲景书院经方兴趣研究小组等优秀的一线临床和科研人员共同编撰,是学习经方、应用经方、推广经方的参考书籍!对经方的临床应用和科研、教学均有积极的助推意义,必将得到广大"经方"爱好者、"经药"爱好者的热捧!

最后,仍用我恩师孙光荣国医大师的话来作结束语,

那就是:

美丽中国有中医!

中医万岁!

杨建宇[2]

2018 年 6 月 2 日,于新加坡转机回国候机时

注释:[1]同时还挂了"中华中药泰斗祝之友教授东南亚·印尼药用植物苑"和"中华中医药中和医派杨建宇教授工作室东南亚·印尼工作站"的牌子。每块牌子上都有印尼文、中文、英文3 种文字。

[2]杨建宇:研究员/教授,执业中医师,中华中和医派掌门人,著名经方学者和经方临床圣手。中国中医药研究促进会仲景医学研究分会副会长兼秘书长,仲景星火工程分会执行会长,北京中西医慢病防治促进会全国经方医学专家委员会执行主席,中关村炎黄中医药科技创新联盟全国经方健康产业发展联盟执行主席,中医药"一带一路"经方行(国际)总策划、总指挥、主讲教授,中华国医专病专科经方大师研修班总策划、主讲教授,中国医药新闻信息协会副会长兼中医药临床分会执行会长,曲阜孔子文化学院国际中医学院名誉院长/特聘教授。

目　录

上　篇　经典温习

003　第一章　概述

003　第一节　溯本求源
003　　一、经方出处
005　　二、方名释义
005　　三、药物组成
006　　四、使用方法
006　　五、方歌

006　第二节　经方集注
028　第三节　类方简析
028　　一、大柴胡汤
029　　二、柴胡桂枝汤
030　　三、柴胡桂枝干姜汤
031　　四、柴胡加龙骨牡蛎汤
031　　五、柴胡加芒硝汤

032　第二章　临床药学基础

032　第一节　主要药物的功效与主治
032　　一、柴胡
033　　二、半夏
034　　三、生姜
034　　四、黄芩
035　　五、人参
035　　六、甘草

036　七、大枣

036　第二节　主要药物的作用机制
036　一、柴胡
036　二、人参
037　三、甘草
037　四、黄芩
037　五、半夏

038　第三节　小柴胡汤的功效与主治

039　第三章　源流与方论

039　第一节　源流
041　第二节　古代医家方论
044　第三节　现代医家方论

中篇　临证新论

053　第一章　小柴胡汤临证概论

053　第一节　古代临证回顾
053　第二节　现代临证概述
053　一、单方妙用
054　二、多方合用
055　三、多法并用

056　第二章　小柴胡汤方临证思维

056　第一节　临证要点
056　第二节　与类方的鉴别要点
058　第三节　临证应用调护与预后

059　第三章　临床各论

059　第一节　内科疾病

059　一、呼吸系统疾病

067　二、循环系统疾病

076　三、消化系统疾病

090　四、泌尿系统疾病

096　五、内分泌系统疾病

098　六、神经系统疾病

103　七、免疫系统疾病

106　第二节　妇科疾病

106　一、月经病

118　二、带下病

119　三、妊娠病

121　四、产后病

124　五、妇科杂病

135　第三节　男科疾病

139　第四节　儿科疾病

152　第五节　皮肤科疾病

156　第六节　耳鼻喉科疾病

176　第七节　眼科疾病

180　第八节　其他疾病

下篇　现代研究

187　第一章　现代实验室研究概述

187　第一节　小柴胡汤全方研究

187　一、抗急性肝损伤作用

187　二、抗炎作用

188　三、解热作用

188　四、对胃肠、胰腺的作用

189　五、对中枢神经系统的作用

189　　六、改善动脉硬化作用

189　　七、抗肿瘤作用

190　　八、抗毒性作用

190　　九、不良反应

191　第二节　主要组成药物的药理研究

191　　一、柴胡

194　　二、黄芩

197　　三、半夏

198　　四、人参

202　　五、甘草

205　　六、生姜

206　第二章　小柴胡汤衍方分析

206　第一节　仲景加减方

207　第二节　后世加减方

209　参考文献

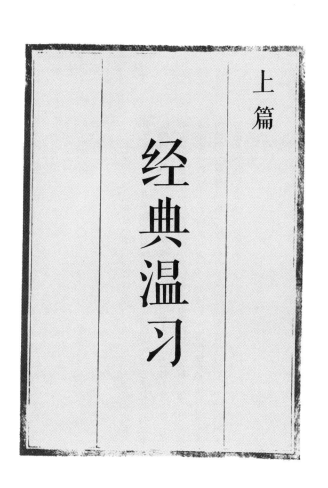

上篇

经典温习

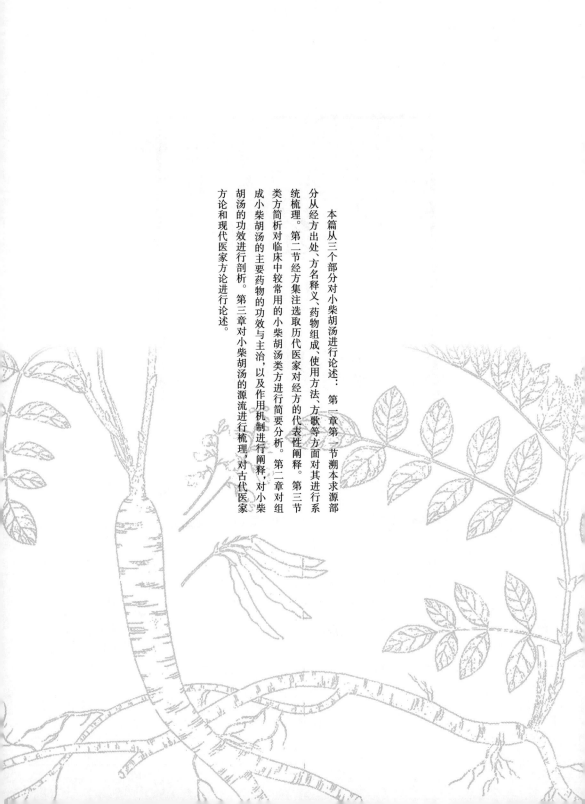

本篇从三个部分对小柴胡汤进行论述：第一章第一节溯本求源部分从经方出处、方名释义、药物组成、使用方法、方歌等方面对其进行系统梳理。第二节经方集注选取历代医家对经方的代表性阐释。第三节类方简析对临床中较常用的小柴胡汤类方进行简要分析。第二章对组成小柴胡汤的主要药物的功效与主治，以及作用机制进行阐释，对小柴胡汤的功效进行剖析。第三章对小柴胡汤的源流进行梳理，对古代医家方论和现代医家方论进行论述。

第一章 概 述

第一节 溯本求源

一、经方出处

《伤寒论》

太阳病,十日以去,脉浮细而嗜卧者,外已解也。设胸满胁痛者,与小柴胡汤。脉但浮者,与麻黄汤。(37)

伤寒五六日中风,往来寒热,胸胁苦满,嘿嘿不欲饮食,心烦喜呕,或胸中烦而不呕,或渴,或腹中痛,或胁下痞硬,或心下悸,小便不利,或不渴,身有微热,或咳者,小柴胡汤主之。(96)

血弱气尽,腠理开,邪气因入,与正气相抟,结于胁下,正邪分争,往来寒热,休作有时,嘿嘿不欲饮食,脏府相连,其痛必下,邪高痛下,故使呕也,小柴胡汤主之。服柴胡汤已,渴者,属阳明,以法治之。(97)

得病六七日,脉迟浮弱,恶风寒,手足温,医二三下之,不能食,而胁下满痛,面目及身黄,颈项强,小便难者,与柴胡汤,后必下重;本渴饮水而呕者,柴胡汤不中与也,食谷者哕。(98)

伤寒四五日,身热恶风,颈项强,胁下满,手足温而渴者,小柴胡汤主之。(99)

伤寒,阳脉涩,阴脉弦,法当腹中急痛,先与小建中汤;不差者,小柴胡汤主之。(100)

伤寒中风,有柴胡证,但见一证便是,不必悉具。凡柴胡汤病症而下之,

若柴胡证不罢者,复与柴胡汤,必蒸蒸而振,却复发热汗出而解。(101)

伤寒十三日不解,胸胁满而呕,日晡所发潮热,已而微利,此本柴胡证,下之以不得利,今反利者,知医以丸药下之,此非其治也。潮热者,实也,先宜服小柴胡汤以解外,后以柴胡加芒硝汤主之。(104)

妇人中风,七八日续得寒热,发作有时,经水适断者,此为热入血室,其血必结,故使如疟状,发作有时,小柴胡汤主之。(144)

伤寒五六日,头汗出,微恶寒,手足冷,心下满,口不欲食,大便硬,脉细者,此为阳微结,必有表,复有里也,脉沉亦在里也。汗出为阳微,假令纯阴结,不得复有外证,悉入在里,此为半在里半在外也。脉虽沉紧,不得为少阴病。所以然者,阴不得有汗,今头汗出,故知非少阴也,可与小柴胡汤。设不了了者,得屎而解。(148)

伤寒五六日,呕而发热者,柴胡汤证具,而以他药下之,柴胡证仍在者,复与柴胡汤。此虽已下之,不为逆,必蒸蒸而振,却发热汗出而解。若心下满而硬痛者,此为结胸也,大陷胸汤主之。但满而不痛者,此为痞,柴胡不中与之,宜半夏泻心汤。(149)

阳明病,发潮热,大便溏,小便自可,胸胁满不去者,与小柴胡汤。(229)

阳明病,胁下硬满,不大便而呕,舌上白苔者,可与小柴胡汤。上焦得通,津液得下,胃气因和,身濈然汗出而解。(230)

阳明中风,脉弦浮大而短气,腹都满,胁下及心痛,久按之气不通,鼻干不得汗,嗜卧,一身及目悉黄,小便难,有潮热,时时哕,耳前后肿,刺之小差,外不解,病过十日,脉续浮者,与小柴胡汤。(231)

本太阳病不解,转入少阳者,胁下硬满,干呕不能食,往来寒热,尚未吐下,脉沉紧者,与小柴胡汤。(266)

若已吐下、发汗、温针、谵(谵)语,柴胡汤证罢,此为坏病。知犯何逆,以法治之。(267)

呕而发热者,小柴胡汤主之。(379)

伤寒差以后,更发热,小柴胡汤主之。脉浮者,以汗解之,脉沉实者,以下解之。(394)

《金匮要略》

诸黄,腹痛而呕者,宜柴胡汤。(《金匮要略·黄疸病脉证并治第十五》)

产妇郁冒,其脉微弱,不能食,大便反坚,但头汗出。所以然者,血虚而厥,厥而必冒,冒家欲解,必大汗出。以血虚下厥,孤阳上出,故头汗出。所以产妇喜汗出者,亡阴血虚,阳气独盛,故当汗出,阴阳乃复。大便坚,呕不能食,小柴胡汤主之。(《金匮要略·妇人产后病脉证并治第二十一》)

二、方名释义

张仲景何以将该方取名小柴胡汤?柴胡在该方中剂量半斤,除半夏半升外,较另外五味药剂量都大,用柴胡和解少阳,正对少阳证,从适应证及剂量上,柴胡是方中主药,即君药,仲景以主药命名。何以言"小",主要为区别于大柴胡汤,小柴胡汤主要为外邪不解,误下伤正,邪入少阳,其正气已虚,而里热不及大柴胡汤甚。程郊倩曰:"方以小柴胡名者,取配乎少阳之义也。至于制方之旨,及加减法,则所云上焦得通,津液得下,胃气因和,尽之矣。"大柴胡汤主治热结在内,往来寒热,正气尚不虚者,故去人参、甘草之温补,加枳实、芍药以破结,柴胡为方中主药。因而有大柴胡汤、小柴胡汤。柯琴对大柴胡汤评注曰:"不属有形,故十余日复能往来寒热,若热结在胃,则蒸蒸发热,不复知有寒矣。因往来寒热,故倍生姜,佐柴胡以解表;热结在里,故去参、甘,加枳、芍以破结。条中并不言及大便硬与不大便而且有下利症,仲景不用大黄之意晓然。后人因有下之二字,妄加大黄以伤胃气,非大谬乎……大小柴胡,俱是两解表里之剂,大柴胡主降气,小柴胡主调和;调气无定法,故小柴胡除柴胡、甘草外,皆可进退,降气有定局,故大柴胡无加减法也。"小柴胡汤"七味,以水一斗二升,煮取六升,去滓,再煎取三升,温服一升,日三服",故为汤剂,因此仲景将该方命名为小柴胡汤。

三、药物组成

柴胡半斤,黄芩三两,人参三两,半夏半升(洗),炙甘草三两,生姜三两,大枣十二枚。

四、使用方法

上七味,以水一斗二升,煮取六升,去滓,再煎取三升,温服一升,日三服。若胸中烦而不呕,去半夏、人参,加瓜蒌实一枚;若渴,去半夏,加人参,合前成四两半,瓜蒌根四两;若腹中痛者,去黄芩,加芍药三两;若胁下痞硬,去大枣,加牡蛎四两;若心下悸,小便不利者,去黄芩,加茯苓四两;若不渴,外有微热者,去人参,加桂枝三两,温覆微汗愈;若咳者,去人参、大枣、生姜,加五味子半升、干姜二两。

五、方歌

柴胡八两少阳凭,枣十二枚夏半升,

三两姜参芩与草,去滓重煮有奇能。(《长沙方歌括》)

第二节　经方集注

太阳病,十日以去,脉浮细而嗜卧者,外已解也。设胸满胁痛者,与小柴胡汤。脉但浮者,与麻黄汤。(37)

陈修园

太阳病,头项强痛等证,五日少阴至十日已去,为十一日,正值少阴主气之期。其脉浮为太阳,细为少阴,而嗜卧者,太阳、少阴之气两相和合,故知其外已解也。设令胸满胁痛者,太阳之气欲从胸胁而出,不得少阴之枢转也。盖少阴为阴枢,少阳为阳枢,唯小柴胡汤能转其枢。兹与以小柴胡汤,药证若对即立效。(《伤寒论浅注》)

尤在泾

太阳病,至十余日之久,脉浮不紧而细,人不躁烦而嗜卧,所谓紧去人安,其病为已解也。下二段,是就未解时说,谓脉浮细,不嗜卧而胸满胁痛者,邪已入少阳,为未解也,则当与小柴胡汤;若脉但浮而不细,不嗜卧者,邪犹在太阳而未解也,仍当与麻黄汤,非外已解,而犹和之发之之谓也。(《伤寒贯珠集》)

汤本求真

本条大意,已粗辨于前卷麻黄汤条下,兹欲详论之。脉浮细者,浮脉兼细脉也。嗜卧者,横卧多眠之意,然与无病安眠不同。因自患太阳病,十日以上不治,故有多少之疲劳,因病毒侵及内脏,故使身神倦怠,横卧嗜眠也。胸满者,胸胁苦满也。胁痛者,侧胸痛也。设者,假设之辞,承上文而言。全文之意,谓脉浮细嗜卧者,若有胸胁苦满、侧胸痛之见证则可与小柴胡汤也。云与,不云主者,因本条不如次条为小柴胡汤之正证也。

由仲景此论观之,则胸膜炎、风湿性胸肌炎、肋间神经痛等,可为本方之适应证。(《皇汉医学》)

伤寒五六日中风,往来寒热,胸胁苦满,嘿嘿不欲饮食,心烦喜呕,或胸中烦而不呕,或渴,或腹中痛,或胁下痞硬,或心下悸、小便不利,或不渴,身有微热,或咳者,小柴胡汤主之。(96)

柯 琴

此言非伤寒五六日而更中风也。言往来寒热有三义:少阳自受寒邪,阳气衰少,既不能退寒,又不能发热,至五六日郁热内发,始得与寒气相争,而往来寒热,一也;若太阳受寒,过五六日阳气始衰,阳气始衰,余邪未尽,转属少阳,而往来寒热,二也;风为阳邪,少阳为风脏,一中于风便往来寒热,不必五六日而始见,三也。少阳脉循胸胁,邪入其经故苦满,胆气不舒故默默,木邪犯土故不欲饮食,相火内炽故心烦,邪正相争故喜呕。盖少阳为枢,不全主表,不全主里,故六证皆在表里之间。仲景本意重半里,而柴胡所主又在半表,故少阳证必见半表,正宜柴胡加减。如悉入里,则柴胡非其任矣。故小柴胡称和解表里之主方。

寒热往来,病情见于外;苦喜不欲,病情得于内。看喜、苦、欲等字,非真呕、真满、不能饮食也。看"往来"二字,见有不寒热时。寒热往来,胸胁苦满,是无形之半表;心烦喜呕,默默不欲饮食,是无形之半里。虽然七证皆偏于里,唯微热为在表;皆属无形,唯心下悸为有形;皆风寒通证,唯胁下痞硬属少阳。总是气分为病,非有实可据,故皆从半表半里之治法。

柴胡感一阳之气而生,故能直入少阳,引清气上升而行春令,为治寒热往来之第一品药。少阳表邪不解,必需之。半夏感一阴之气而生,故能开结气、降逆气、除痰饮,为呕家第一品药。若不呕而胸烦口渴者去之,以其散水气也。黄芩外坚内空,故能内除烦热,利胸膈逆气。腹中痛者,是少阳相火为害,以其苦从火化,故易芍药之酸以泻之。心下悸、小便不利者,以苦能补肾,故易茯苓之淡以渗之。人参、甘草,补中气和营卫,使正胜则邪却,内邪不留,外邪勿复入也。仲景于表证不用人参,此因有半里之无形证,故用之以扶元气,使内和而外邪勿入也。身有微热是表未解,不可补;心中烦与咳,是逆气有余,不可益气,故去之。如太阳汗后身痛,而脉沉迟,下后协热利而心下硬,是太阳之半表半里证也。表虽不解,因汗、下后重在里,故参、桂兼用。先辈论此汤,转旋在柴、芩二味,以柴胡清表热、黄芩清里热也。卢氏以柴胡、半夏得二至之气而生,为半表半里之主治,俱似有理。然本方七味中,半夏、黄芩俱在可去之例,唯不去柴胡、甘草,当知寒热往来,全赖柴胡解外、甘草和中。故大柴胡去甘草,便另名汤,不入加减法。(《伤寒来苏集》)

尤在泾

胸中烦而不呕者,邪聚于膈而不上逆也。热聚则不得以甘补,不逆则不必以辛散,故去人参、半夏,而加瓜蒌实之寒,以除热而荡实也。渴者,木火内烦,而津虚气燥也。故去半夏之温燥,而加人参之甘润、瓜蒌根之凉苦,以彻热而生津也。腹中痛者,木邪伤土也。黄芩苦寒,不利脾阳;芍药酸寒,能于土中泻木,去邪气,止腹痛也。胁下痞硬者,邪聚少阳之募。大枣甘能增满,牡蛎咸能软坚。好古云:牡蛎以柴胡引之,能去胁下痞也。心下悸,小便不利者,水饮蓄而不行也。水饮得冷则停,得淡则利,故去黄芩,加茯苓。不渴,外有微热者,里和而表未解也。故不取人参之补里,而用桂枝之解外也。咳者,肺寒而气逆也。《经》曰:肺苦气上逆,急食酸以收之。又曰:形寒饮冷

则伤肺。故加五味之酸以收逆气,干姜之温以却肺寒。参、枣甘壅,不利于逆;生姜之辛,亦恶其散耳。(《伤寒贯珠集》)

成无己

《内经》曰:热淫于内,以苦发之。柴胡、黄芩之苦,以发传邪之热。里不足者,以甘缓之。人参、甘草之甘,以缓中和之气。邪半入里则里气逆,辛以散之,半夏以除烦呕;邪半在表,则荣卫争之,辛甘解之,姜、枣以和荣卫。(《注解伤寒论》)

汤本求真

伤寒云五六日,中风所以不举日数者,因前者太阳病不解,而转入于少阳,率自发病经过五六日为常,故揭概略之日数,欲示后者不必有如是之经过,随时得以转入之意,故不记日数也。往来寒热者,寒热往来之意,即恶寒去则发热现,发热去则恶寒现,常为恶寒与发热交代的出没之热状,与恶寒发热同时存在之表证的恶寒发热大异。此为太阳病与少阳病之重要鉴别点,故学者当切记之。胸胁苦满有二义:一谓他觉的证候,触诊时觉肋骨弓里面有抵抗物。一谓自觉的证候,《伤寒论集成》云:满与懑通,闷也。闷而加苦字,更甚之词也,犹苦病、苦痛、苦患、苦劳之苦。又考《小补》注曰:苦者,《集韵》作困。苦满者,便是苦闷也。《伤寒杂病辨证》云:胸胁满者,胸胁之间气塞满闷之谓,非心下满也。胁满者,谓胁肋之下气胀填满,非腹满也。如是之胸胁苦满,云肋骨弓下部有填满之自觉而困闷也。

默默不欲饮食之默默,《伤寒论集成》云:嘿嘿,又作默默。《汉书·匡衡传》云:默默而自不安。柳宗元诗云:嘿嘿含悲辛。喻昌云:默默即昏昏之意,非静默也。又《伤寒论正义》云:默默不欲饮食(默默者,不好语言也。不欲饮食者,郁滞故也)。默默不欲饮食者,因病毒郁滞于肋骨弓下部,是以精神郁郁,言语饮食无气力也。

心烦之心,亦有二义:一指精神,一指心脏。然此处并称二者谓之烦,《伤寒杂病辨证》云:烦者,《增韵》训为闷,按烦本热闷之义,故三阳皆有烦。成无己曰:烦,热也。《三因方》云:外热曰躁,内热曰烦。柯琴曰:热郁于心胸者,谓之烦。发于皮肉者,谓之热是也。又为假苦恼难忍之貌,如烦痛、疼烦、烦渴、烦逆、烦悸、烦满、烦躁、躁烦之烦是也。凡此等证三阴亦有之,而互为寒热,则不可但以热视之。故此处之心烦,即谓因内热,而精神及心脏有苦闷之情也。

喜呕者,《伤寒论集成》云:喜与善通。喜呕者,谓数呕吐也。按喜、善、好三字互训,并有数义。《左传·襄公二十八年》云:庆氏之马善惊。《正义》云:善惊,谓数惊也。古有此语,今人谓数惊为好惊,亦犹此意。《汉书·沟洫志》云:岸善崩。师古注云:言喜崩也。《字典》之喜字注云……喜与憙同,好也。又憙字注云:好也,又省作喜。合考之,则喜、善、好三字,皆宜训数也,即屡作呕吐之意也。或胸中烦而不呕,言胸中烦者,与心烦之局限于心脏者异。盖是胸中全部悉烦,然未至侵入心脏,故比心烦则热毒较轻耳。善呕者,因水毒被热毒激动,故热毒炽盛者,呕吐亦强剧。然轻微者,不呕吐为常也。是以热毒剧烈,心烦喜呕。其缓弱者,仅为胸中烦而不呕吐也。渴者,因水毒下降而不上迫。腹中痛者,水热二毒侵及胃肠神经也。胁下痞硬者,即胸胁苦满,谓肋骨弓里面抵抗物增大,达于肋骨弓下也。心下悸,小便不利者,热毒迫于心脏,或肾脏也。不渴者,因水毒上攻。身有微热,而不往来寒热者,因本来热毒缓弱也。咳者,热水二毒,迫于呼吸器也。种种各证,皆以本方为主治之义也。但自往来寒热至于心烦喜呕止,为本方之正证。或字以下,《伤寒论集成》云:其或字以下之数证,即是所兼之客证,不问其兼与不兼,皆得以小柴胡汤主之也。盖人体有虚、有实、有老、有少、有有宿疾者、有无宿疾者,故邪气所留之处虽同,而所兼各证不一,其种种不同有若此者。

如上所说,不过为其客证耳。故本方之正证,当以胸胁苦满为主目的,以此诸客证为副目的而用之可知也。本仲景此论,可知本方能适应于肠伤寒、感冒、往来寒热诸病(例如疟疾等)及脑、心脏、呼吸器、胃肠、肾脏等诸疾患矣。(《皇汉医学》)

血弱气尽,腠理开,邪气因入,与正气相抟,结于胁下,正邪分争,往来寒热,休作有时,嘿嘿不欲饮食,脏府相连,其痛必下,邪高痛下,故使呕也,小柴胡汤主之。服柴胡汤已,渴者,属阳明,以法治之。 (97)

成无己

人之气血随时盛衰,当月郭空之时,则为血弱气尽,腠理开疏之时也。邪气乘虚,伤人则深。《针经》曰:月郭空,则海水东盛,人血气虚,卫气去,形独居,肌肉减,皮肤缓,腠理开,毛发残,瞧理薄,(医统本有"烟"字)垢落,当是时遇贼风,则其入深者是矣。邪因正虚,自表之里,而结于胁下,与正分争,作往来寒热。默默不欲饮食,此为自外之内。经络与脏腑相连,气随经必传于里,故曰其痛下。痛,一作病。邪在上焦为邪高,邪渐传里为痛下,里气与邪气相搏,逆而上行,故使呕也。与小柴胡汤,以解半表半里之邪。

(《注解伤寒论》)

得病六七日,脉迟浮弱,恶风寒,手足温,医二三下之,不能食,而胁下满痛,面目及身黄,颈项强,小便难者,与柴胡汤,后必下重;本渴饮水而呕者,柴胡汤不中与也,食谷者哕。(98)

成无己

得病六七日,脉迟浮弱,恶风寒,手足温,则邪气在半表半里,未为实,反二三下之,虚其胃气,损其津液,邪蕴于里,故不能食而胁下满痛。胃虚为热蒸之,熏发于外,面目及身悉黄也。颈项强者,表仍未解也。小便难者,内亡津液。虽本柴胡汤证,然以里虚,下焦气涩而小便难,若与柴胡汤,又走津液,后必下重也。不因饮水而呕者,柴胡汤证。若本因饮而呕者,水停心下也。《金匮要略》曰:先渴却呕者,为水停心下,此属饮家。饮水者,水停而呕;食谷者,物聚而哕,皆非小柴胡汤所宜,二者皆柴胡汤之戒,不可不识也。

(《注解伤寒论》)

尤在泾

病六七日,脉浮不去,恶风寒不除,其邪犹在表也。医反二三下之,胃气重伤,邪气入里,则不能食而胁下满痛,且面目及身黄,颈项强,小便难。所以然者,其人脉迟弱而不数,手足温而不热,为太阴本自有湿,而热又入之,相得不解,交蒸互郁,而面目身体悉黄矣。颈项强者,湿痹于上也;胁下满痛者,湿聚于中也;小便难者,湿不下走也,皆与热相得之故也。医以其胁下满痛,与柴胡汤以解其邪。后必下重者,邪外解而湿下行,将欲作利也。设热湿并除,则汗液俱通而愈矣,何至下重哉?本渴而饮水呕者,《金匮》所谓先渴却呕者,为水停心下,此属饮家也。饮在心下,则食谷必哕,所谓诸呕吐,谷不得下者,小半夏汤主之是也,岂小柴胡所能治哉?(《伤寒贯珠集》)

柯 琴

浮弱为桂枝脉,恶风寒为桂枝证,然手足温而身不热。脉迟为寒,为无阳,为在脏,是表里虚寒也。法当温中散寒,而反二三下之,胃阳丧亡,不能食矣。食谷则哕,饮水则呕。虚阳外走,故一身面目悉黄;肺气不化,故小便难而渴;营血不足,故颈项强;少阳之枢机无主,故胁下满痛。此太阳中风误下之坏病,非柴胡证矣。柴胡证不欲食,非不能食;小便不利,非小便难;胁下痞硬不是满痛;或渴,不是不能饮水;喜呕,不是饮水而呕。与小柴胡汤后必下利者,虽有参、甘,不禁柴、芩、瓜蒌之寒也。此条亦是柴胡疑似证,而非柴胡坏证。前条似少阴而实少阳,此条似少阳而实太阳坏病。得一证相似处,大宜着眼。(《伤寒来苏集》)

伤寒四五日,身热恶风,颈项强,胁下满,手足温而渴者,小柴胡汤主之。(99)

成无己

身热恶风,颈项强者,表未解也;胁下满而渴者,里不和也。邪在表则手足通热,邪在里则手足厥寒;今手足温者,知邪在表里之间也。与小柴胡汤以解表里之邪。(《注解伤寒论》)

柯 琴

身热恶风,头项强,桂枝证未罢,胁下满,已见柴胡一证,便当用小柴胡去参夏加桂枝瓜蒌,以两解之,不任桂枝而主柴胡者,从枢故也。(《伤寒来苏集》)

尤在泾

此条类似太阳与少阳并病。以太阳不得有胁下满,少阳不得有颈项强,且手足温而渴,知其邪不独在表,而亦在里也。欲合表里而并解,则非小柴胡不可耳。亦太阳篇移入。(《伤寒贯珠集》)

陈修园

前言服柴胡汤已而渴者,以法治之,不再用柴胡也;嗣言柴胡不中与者,戒用柴胡也。然有不可泥者。伤寒四五日,为阳虚入阴之期,身热恶风,颈项强,仍在太阳之分,而不入于里阴也。胁下满,得少阳之枢象也。手足温者,是系在太阴。今手足温而渴者,为不涉于太阴而涉于阳明也。上言服柴胡汤已而渴者,当以阳明之法治之。此不因服柴胡汤而渴,仍宜从枢而治,以小柴胡汤主之。至于项强、胁满、手足温等症,前言不中与,而兹特与之者,一以大下而里虚,一以大下而里虚,一以未下而里不虚也。

此一节,承上文两节推言之。凡病气不随经气入里而为燥化,与未陷里阴、里气未虚者,无不可以小柴胡汤治之。(《伤寒论浅注》)

汤本求真

《腹证奇览》云,如柴胡汤,非项背强也。所谓颈项强,胁下满者,乃胁下满之应也,是因缺盆强及耳后也。

此说虽近是,然尚未的确。由余之实验,颈项强者,乃自肩胛关节部,沿锁骨上窝之上缘,向颞颥骨乳突起部挛急之谓也。故与葛根汤证之项背强大有区别,此临床上重要之点,不可忽也。又胁下满者,是胸胁苦满之略,与前颈项强上下相应者也。手足温者,如陆氏曰:手足温者,手足热也,乃病人自觉其热,按之不可得也。病者自觉手掌、足跖热者,为下条四肢烦热之轻微证。渴者,为有热,故云手足温而渴也。要之本条,是说本方之证治,并可知暗示此证与表证,尤其与葛根汤证之鉴别法。(《皇汉医学》)

伤寒,阳脉涩,阴脉弦,法当腹中急痛,先与小建中汤;不差者,小柴胡汤主之。(100)

成无己

脉阳涩、阴弦,而腹中急痛者,当作里有虚寒治之,与小建中汤,温中散寒;若不差者,非里寒也,必由邪气自表之里,里气不利所致,与小柴胡汤,去黄芩加芍药,以除传里之邪。(《注解伤寒论》)

柯　琴

尺、寸俱弦,少阳受病也。今阳脉涩而阴脉弦,是寒伤厥阴,而不在少阳也,寸为阳,阳主表,阳脉涩者,阳气不舒,表寒不解也。弦为木邪,必挟相火,相火不能御寒,必还入厥阴而为患。厥阴抵少腹,挟胃属肝络胆,则腹中皆厥阴部也。尺为阴,尺主里。今阴脉弦,为肝脉,必当腹中急痛矣。肝苦急,甘以缓之,酸以泻之,辛以散之,此小建中为厥阴驱寒发表平肝逐邪之先着也。然邪在厥阴,腹中必痛,原为险证,一剂建中,未必成功。设或不差,当更用柴胡,令邪走少阳,使有出路。所谓阴出之阳则愈,又以小柴胡佐小建中之不及也。

前条辨证,此条辨脉。前条是少阳相火犯心而烦,其证显;此条是厥阴相火攻腹而痛,其证隐。若腹痛而非相火,不得用芍药之寒。《内经》:暴注胀大,皆属于热。此腹痛用芍药之义。

或问腹痛前以小建中温之,后以小柴胡凉之,仲景岂姑试之乎?曰非也。不差者,但未愈,非更甚也。先以建中解肌而发表,止痛在芍药;继以柴胡补中而达邪,止痛在人参。按柴胡加减法,腹中痛者去黄芩加芍药,其功倍于建中,岂有温凉之异乎?阳脉仍涩,故用人参以助桂枝;阴脉仍弦,故用柴胡以助芍药。若一服差,又何必更用人参之温补、柴胡之升降?仲景有一证用两方者,如用麻黄汗解,半日复烦,用桂枝更汗同法。然皆设法御病,非必然也。先麻黄继桂枝,是从外之内法;先建中继柴胡,是从内之外法。(《伤寒来苏集》)

汤本求真

小柴胡汤去芩,为紊乱仲景之法,加芍药,蛇足也。但知芍药证必在而加之,不责也。(《皇汉医学》)

伤寒中风,有柴胡证,但见一证便是,不必悉具。凡柴胡汤病症而下之,若柴胡证不罢者,复与柴胡汤,必蒸蒸而振,却复发热汗出而解。(101)

柯 琴

柴胡为枢机之剂,凡寒气不全在表未全入里者,皆服之。证不必悉具,故方亦无定品。(《伤寒来苏集》)

尤在泾

柴胡证不应下而反下之,于法为逆。若柴胡证不罢者,仍宜柴胡汤和

解,所谓此虽已下,不为逆也。蒸蒸而振者,气从内达,邪从外出,有战胜之义焉,是以发热汗出而解也。(《伤寒贯珠集》)

汤本求真

不论伤寒或中风,若现柴胡汤证之一确证,即据之处以柴胡汤,不必诸证悉具也。所谓一确证者,分述如下。刘栋氏曰:凡柴胡汤正证中之往来寒热一证,胸胁苦满一证,默默不欲饮食一证,心烦喜呕一证之四证中,但见一证,即当服柴胡汤。其他各证,不必悉具也。此谓四证中之一证,仅就伤寒五六日条云尔。若下条之呕而发热者,及诸黄腹痛而呕者,亦得为其确证,不可不知。但诸确证中之尤确者,胸胁苦满也。(《皇汉医学》)

伤寒十三日不解,胸胁满而呕,日晡所发潮热,已而微利,此本柴胡证,下之以不得利,今反利者,知医以丸药下之,此非其治也。潮热者,实也,先宜服小柴胡汤以解外,后以柴胡加芒硝汤主之。(104)

成无己

伤寒十三日,再传经尽,当解之时也。若不解,胸胁满而呕者,邪气犹在表里之间,此为柴胡汤证;若以柴胡汤下之,则更无潮热自利。医反以丸药下之,虚其肠胃,邪气(医统本作热)乘虚入腑,日晡所发潮热,热已而利也。潮热虽为热实,然胸胁之邪未已,故先与小柴胡汤以解外,后以柴胡加芒硝以下胃热。(《注解伤寒论》)

汤本求真

潮热者,《观证辨疑》云:潮热者,实热也。旧释潮热曰:以热如潮信之时来也。然则日晡所发热,亦以时来,何以别之? 古之命名也密,若以时命之,则何不曰夕热,此非潮信之义可知矣。又按潮热者,取其充实之义。海水若潮,则海隅、江曲、空穴、岩间之水,无所不充。潮热若发则身体、手足、胸腹各处之热,无不充满,故曰:潮热者,实也。有潮热者,水不能走于外,为身重,为腹满,为短气,而发热,则遂成潮热。故汗出时,则其热不潮,水未实也。其水未实时,则必发热,调胃承气汤证是也。其所举潮热者,以小柴胡汤、大陷胸汤、大承气汤等方中,有逐水之药也,学者宜注意之。知医以丸药下之,非其治也者。凡热性病,以汤剂下之为法,医以丸药攻下之,故仲景责其失治法也,何则?凡热性病用下剂者,非为得以通便,系驱逐热毒为主目的,故用寒药,配有消炎性之大黄、芒硝成汤剂,为合理。若用富于刺激性且热性之巴豆及其他配合之丸药,极不适宜也。又发潮热者,实也者。凡发潮热之病症,概为实证,先宜小柴胡汤以解外之外字,非外证(表证)之义。本来柴胡加芒硝汤证,为少阳阳明之合病,比小柴胡汤证则为内位,对于其内则云外,以示病位之深浅也。故所谓解外者,以小柴胡汤解少阳证之意也。(《皇汉医学》)

妇人中风,七八日续得寒热,发作有时,经水适断者,此为热入血室,其血必结,故使如疟状,发作有时,小柴胡汤主之。(144)

成无己

中风七八日,邪气传里之时,本无寒热,而续得寒热,经水适断者,此为表邪。乘血室虚,入于血室,与血相搏而血结不行,经水所以断也。血气与邪分争,致寒热如疟而发作有时,与小柴胡汤,以解传经之邪。(《注解伤寒论》)

柯 琴

中风至七八日,寒热已过,复得寒热,发作有期,与前之往来寒热无定期者不侔,此不在气分而在血分矣。凡诊妇人,必问月事。经水适断于寒热时,是不当止而止也。必其月事下而血室虚,热气乘虚而入,其余血之未下者,干结于内,故适断耳。用小柴胡和之,使结血散则寒热自除矣。(《伤寒来苏集》)

徐灵胎

妇人中风七八日,续得寒热,发作有时,此即下文所谓如疟也。经水适断者,此为热入血室。其血未结,血因热结而成瘀矣。故使如疟状,发作有时,小柴胡汤主之。(《伤寒类方》)

汤本求真

妇人中风者,妇人之感冒也。七八日续得寒热者,自患感冒经过七八日许,得往来寒热也。经水适断者,由月经适来,得往来寒热时,月经偶然闭止之谓。然亦有因往来寒热而不闭止,或因闭止而为往来寒热也。此为热入血室者,感冒之热陷入子宫之意。其血必结者,闭止之经血凝结于生殖器及胃肠等处之义也。故使如疟状,发作有时者,解如字义。然仲景特加此一句者,是示因此而得寒热,因寒热而月经闭止、凝结也。总而言之,复言其寒热如疟状,发作的往来寒热也。

治热入血室,宜用本方,虽如仲景此论。然《瘟疫论》于此证云:经水适断,血室空虚,其邪乘虚传入,邪胜正亏,经气不振,不能鼓散,其邪为难治,且血结而不泄,邪气何由即解乎?与适来者,有血虚、血实之分。由是观之,热入血室有血虚(贫血)、血实(多血)之别。若本方不与治贫血的驱瘀血药,或治多血的祛瘀血剂合用,则难达完全所期之目的。以余之经验,前者宜本方加地黄,或本方与当归芍药散合用,或与当归芍药散加地黄合用;后者宜本方加石膏与桂枝茯苓丸合用,或与桂枝茯苓丸加大黄合用。(《皇汉医学》)

伤寒五六日,头汗出,微恶寒,手足冷,心下满,口不欲食,大便硬,脉细者,此为阳微结,必有表,复有里也,脉沉亦在里也。汗出为阳微,假令纯阴结,不得复有外证,悉入在里,此为半在里半在外也。脉虽沉紧,不得为少阴病。所以然者,阴不得有汗,今头汗出,故知非少阴也,可与小柴胡汤。设不了了者,得屎而解。(148)

柯 琴

大便硬谓之结,脉浮数能食曰阳结,沉迟不能食曰阴结,此条俱是少阴脉,谓五六日又少阴发病之期,若谓阴不得有汗,则少阴亡阳,脉紧汗出者有矣。然亡阳与阴结有别:亡阳咽痛吐利,阴结不能食而大便反硬也。亡阳与阳结亦有别:三阴脉不至头,其汗在身;三阳脉盛于头,阳结则汗在头也。邪在阳明,阳盛,故能食,此谓纯阳结;邪在少阳,阳微,故不欲食,此谓阳微结,宜属小柴胡矣。然欲与柴胡汤,必究其病在半表。而微恶寒,亦可属少阴;但头汗,始可属之少阳。欲反复讲明头汗之义,可与小柴胡而勿疑也。上焦得通,则心下不满而欲食;津液得下,则大便自软而得便矣。此为少阴、少阳之疑似证。(《伤寒来苏集》)

尤在泾

头汗出,微恶寒,为表证。手足冷,心下满,口不欲食,大便硬,脉细,为里证。阳微结者,阳邪微结,未纯在里,亦不纯在表,故曰必有表,复有里也。伤寒阴邪中于阴者,脉沉,阳邪结于里者,脉亦沉。合之于证,无外证者为纯在里,有外证者为半在表也;无阳证者沉为在阴,有阳证者沉为在里也。夫头为阳之会,而阴不得有汗。今脉沉紧而头汗出,知其病不在少阴,亦并不纯在表,故可与小柴胡汤,合外内而并治之耳。设不了了者,必表解而里未和也,故曰得屎而解。(《伤寒贯珠集》)

陈修园

微结中,又有阳微结之不同于阴结者,不可不知。伤寒太阳证五日言少阴主气之期,而六日,为厥阴主气之期,气传而病不传,仍在太阳之经。太阳之气上蒸,故头汗出;太阳之本气为寒,故微恶寒;太阳标阳之气不外行于四肢,故手足冷,此皆太阳在表之证也。心下满,口不欲食,大便硬,此皆太阳传里之证也。太阳之脉不宜细,今竟见脉细者,何也?细为少阴之脉,今以阳而见阴,则阳转微,此为阳微结,故见证必有表之头汗出、微恶寒、手足冷,复有里之心下满、不欲食、大便硬也。由此言之。随证以审脉则可,若舍证以言脉,则同类之可疑者不少。不独脉细为在里,即脉沉,亦为在里也。虽然随证审脉,既不可以板拘,而病症互见,又何以自决?唯于切实处决之。今于头汗出一症,既可定其结为阳微。假令为少阴之纯阴结,不得复有外证,悉入在里,而见痛引少腹入阴筋之证矣。此证犹幸为半在里半在外也。脉虽沉紧,究不得为少阴脏结之病,所以然者,三阴之经络剂颈而还。少阴证不得有头汗,今头汗出,故知为太阳之枢滞,非少阴之脏结也,可与小柴胡汤以助枢转,而里外之邪散矣。设外解而里不了了者,胃气不和也,得屎而解。此阳微结之似阴而要不同于阴结者如此。此可变小柴胡汤之法为大柴胡汤。(《伤寒论浅注》)

成无己

伤寒五六日,邪当传里之时,头汗出,微恶寒者,表仍未解也。手足冷,心下满,口不欲食,大便硬,脉细者,邪结于里也。大便硬为阳结,此邪热虽传于里,然以外带表邪,则热结犹浅,故曰阳微结。脉沉虽为在里,若纯阴结,则更无头汗恶寒之表证。诸阴脉皆至颈胸中而还,不上循头,今头汗出,知非少阴也。与小柴胡汤,以除半表半里之邪。服汤已,外证罢,而不了了者,为里热未除,与汤取其微利,则愈,故云得屎而解。(《注解伤寒论》)

伤寒五六日,呕而发热者,柴胡汤证具,而以他药下之,柴胡证仍在者,复与柴胡汤。此虽已下之,不为逆,必蒸蒸而振,却发热汗出而解。若心下满而硬痛者,此为结胸也,大陷胸汤主之。但满而不痛者,此为痞,柴胡不中与之,宜半夏泻心汤。(149)

成无己

伤寒五六日,邪在半表半里之时;呕而发热,邪在半表半里之证,是为柴胡证具。以他药下之,柴胡证不罢者,不为逆,却与柴胡汤则愈。若下后,邪气传里者,邪在半表半里,则阴阳俱有邪。至于下后,邪气传里,亦有阴阳之异,若下后,阳邪传里者,则结于胸中为结胸,以胸中为阳受气之分,与大陷胸汤以下其结;阴邪传里者,则留于心下为痞,以心下为阴受气之分,与半夏泻心汤以通其痞。《经》曰:病发于阳而反下之,热入因作结胸;病发于阴而反下之,因作痞。此之谓也。(《注解伤寒论》)

尤在泾

结胸及痞,不特太阳误下有之,即少阳误下亦有之。柴胡汤证具者,少阳呕而发热,及脉弦口苦等证具在也。是宜和解而反下之,于法为逆。若柴胡证仍在者,复与柴胡汤,和之即愈,此虽已下之,不为逆也。蒸蒸而振者,气内作而与邪争胜,则发热汗出而邪解也。若无柴胡证,而心下满而硬痛者,则为结胸。其满而不痛者,则为痞,均非柴胡所得而治之者矣。结胸宜大陷胸汤,痞宜半夏泻心汤,各因其证而施治也。(《伤寒贯珠集》)

汤本求真

自伤寒至汗出而解止,谓伤寒经过五六日顷,为病毒转入于少阳之时期。此时当呕吐与发热,以不在小柴胡汤证之外,指此呕吐发热发于同时,是以谓柴胡证悉具也。然医不知此,用下剂误下后,尚依然有柴胡证(胸胁苦满证也)者,虽经误治,未成逆证,故再与柴胡汤时,必瞑眩而治愈也。若字以下,示柴胡剂(胸胁苦满证)、大陷胸汤(结胸)、半夏泻心汤(痞)三证之鉴别法,即心下部膨满而硬,有自他觉的疼痛者,名结胸,主治以大陷胸汤。

但心下部膨满,无他觉的疼痛,称为痞者,则不以胸胁苦满为主治,而以心下满为主治,是以柴胡汤非适中之方,宜用半夏泻心汤也。上之鉴别法,临床时甚关紧要,将更详论之。柴胡剂主胸胁苦满,而不主心下(大柴胡汤证有心下急,且必有胸胁苦满,当知肋骨弓下毫厘之关系,为结胸与痞之区别);结胸证者,心下部必膨满而硬,有自觉、他觉的疼痛;痞证者,虽心下部膨满,而有自发痛,然不坚硬,且无压痛,是三证之区别也。(《皇汉医学》)

阳明病,发潮热,大便溏,小便自可,胸胁满不去者,与小柴胡汤。(229)

柯 琴

潮热已属阳明,然大便溏而小便自可,未为胃实,胸胁苦满,便用小柴胡和之,热邪从少阳而解,不复入阳明矣。上条经四五日,是太阳少阳并病,此是阳明少阳合病。若谓阳明传入少阳,则谬矣。(《伤寒来苏集》)

尤在泾

潮热者,胃实也。胃实则大便硬,乃大便溏,小便自可,胸胁满不去,知其邪不在于阳明之腑,而入于少阳之经。由胃实而肠虚,是以邪不得聚而复传也。是宜小柴胡以解少阳邪气。(《伤寒贯珠集》)

陈修园

论阳明主合,贵得枢以出,若合于心胸腹胃之间,无开转之机,则死矣。其或合于胸胁之间者,阳明病,发潮热,则大便应硬小便应利矣。今大便溏而小便自可,知其气不涉于大小二便,止逆于胸胁之间也。至胸胁满而不能去者,宜从枢胁而达之于外,以小柴胡汤主之。

此言阳明之气合于胸胁之间,宜枢转而出也。(《伤寒论浅注》)

汤本求真

仲景虽称此为阳明病,然胸胁苦满未去者,是少阳阳明合病也。溏者,《伤寒杂病辨证》云:溏者,即鹜溏也。《灵枢》云:多热则溏而出糜。马莳注云:溏者,秽不坚而杂水者也。楼英曰:鹜溏者,寒泄也。鹜,鸭也。大便如水,其中小有结粪者也。总观以上诸说,则溏义尽矣。盖其证比下利为稍轻,但旧时微溏者,为虚寒,故即为下痢之稍缓弱者。所谓小便自可者,与小便自调同,尿量度数,与平常无异。由是观之,则本条为说明本方治肠伤寒性之下痢作用。然以余之实验,则本方不特限于此病。凡一般之急性、亚急性、慢性胃肠炎,尤以小儿之疫痢、消化不良证等最有奇效。若效力微弱时,宜加芍药;有不消化之便,或黏液、黏血便时,宜加大黄;有口舌干燥、发热、烦渴等证时,当更加石膏。盖余根据本条及下条之呕而发热者,小柴胡汤主之及黄芩汤、黄芩加半夏生姜汤、白虎汤诸条,潜心精思,综合玩索而得之者也。(《皇汉医学》)

阳明病,胁下硬满,不大便而呕,舌上白苔者,可与小柴胡汤。上焦得通,津液得下,胃气因和,身濈然汗出而解。(230)

陈修园

然而小柴胡之用不止此也。夫阳明之气由下而上,由内而外,出入于心胸,游行于腹胃,靡不藉少阳之枢。今阳明病,胁下硬满,不得由枢以出也。不得由枢以出,遂致三焦相混,内外不通矣。下焦不通,津液不下,而为不大便;中焦不治,胃气不和,而为呕;上焦不通,火郁于上,其舌上必现有白苔者,可与小柴胡汤调和三焦之气。俾上焦得通,而白苔去,津液得下而大便利,胃气因和而呕止,三焦通畅,气相旋转,身濈然汗出而解也。

此言小柴胡汤不特达阳明之气于外,更能调和上下之气,流通内外之津液也。(《伤寒论浅注》)

柯　琴

不大便属阳明,然胁下硬满而呕,尚在少阳部。舌上白苔者,痰饮溢于上焦也,与小柴胡汤,则痰饮化为津液而燥土和,上焦仍得汗出而充身泽毛矣。(《伤寒来苏集》)

尤在泾

此亦阳明传入少阳之证。胁下硬满而呕,舌上苔白,皆少阳经病见证。虽不大便,不可攻之,亦宜小柴胡和解少阳邪气而已。夫胁下满痛而呕,则邪方上壅,而津液不得下行,与小柴胡和散其邪,则上焦得通,而胁不满硬矣。津液得下,而呕不作矣。气通津下,胃气因和,便从里出,汗从表出,而邪自涣然冰释矣。是以胃中硬满,不大便,而无少阳证者,可攻;其有少阳证者,虽不大便,亦不可攻而可和也。(《伤寒贯珠集》)

汤本求真

阳明病,虽有腹满,然无胁下硬满及呕、舌上白苔等,故仲景虽称阳明病,其实非单纯之阳明病,而为少阳与阳明之并病也明矣。故以胁下硬满及呕、舌上白苔三证为目的,而可与小柴胡汤也。若与之,则胸部以上被障碍之脏器组织机能得以复活,上逆之体液得以下降,枯燥之肠胃被滋润而调和而大便通顺,体液疏通之结果得以发汗,诸证悉治也。以非下剂之小柴胡汤,反有泻下作用之妙,其故盖可知矣。尾台氏曰:阳明病发潮热云云,阳明病胁下硬满云云,此二章,盖所谓少阳阳明之并病也。过此等证,反有宜柴胡加芒硝汤或大柴胡汤者,临证之际,宜注意之。是或一理,可作参考。(《皇汉医学》)

阳明中风,脉弦浮大而短气,腹都满,胁下及心痛,久按之气不通,鼻干,不得汗,嗜卧,一身及目悉黄,小便难,有潮热,时时哕,耳前后肿,刺之小差,外不解,病过十日,脉续浮者,与小柴胡汤。(231)

柯　琴

本条不言发热,看"中风"二字,便藏表热在内。外不解,即指表热而言,即暗伏内已解句。病过十日,是内已解之互文也,当在外不解句上。无余证句,接外不解句来。刺之,是刺足阳明,随其实而泻之。少差句,言内证俱减,但外证未解耳,非刺耳前后,其肿少差之谓也。脉弦浮者,向之浮大减小而弦尚存。是阳明之脉证已罢,唯少阳之表邪尚存,故可用小柴胡以解外。若脉但浮而不弦大,则非阳明少阳脉。无余证,则上文诸症悉罢,是无阳明少阳证,唯太阳之表邪未散,故可与麻黄汤以解外,所以然者,以阳明居中,其风非是太阳转属,即是少阳转属,两阳相熏灼,故病过十日而表热不退也。无余证可凭,只表热不解,法当凭脉,故弦浮者,可知少阳转属之遗风;但浮者,是太阳转属之余风也。若不尿,腹满加哕,是接耳前后肿来。此是内不解,故小便难者竟至不尿,腹部满者竟不减,时时哕者,更加哕矣。非刺后所致,亦非用柴胡、麻黄后变证也。(《伤寒来苏集》)

尤在泾

此条虽系阳明,而已兼少阳;虽名中风,而实为表实,乃阳明少阳,邪气闭郁于经之证也。阳明闭郁,故短气腹满,鼻干,不得汗,嗜卧,一身及面目悉黄,小便难,有潮热;少阳闭郁,故胁下及心痛,久按之气不通,时时哕,耳前后肿。刺之小差,外不解者,脉证少平,而大邪不去也。病过十日,而脉续浮。知其邪犹在经,故与小柴胡和解邪气。若脉但浮,而无少阳证兼见者,则但与麻黄汤发散邪气而已。盖以其病兼少阳,故不与葛根而与柴胡;以其气实无汗,故虽中风而亦用麻黄。若不得尿,故腹加满,哕加甚者,正气不化,而邪气独盛,虽欲攻之,神不为使,亦无益矣,故曰不治。(《伤寒贯珠集》)

陈修园

阳明中风,少阳脉弦,太阳脉浮,阳明脉大。阳明兼见三脉,宜可以相藉而枢开矣。乃其气主合,又不能得枢开而短气。夫不能枢开而出,合于腹则腹部满,合于胁则胁下及心作痛。以手久按其心腹胁下之病处而气不通,以久按之,则合则复合也。阳明之脉起于鼻,其津液为汗。气合于内,津液不得外达,故鼻干,不得汗。阳明随卫气而行于阴,故嗜卧。土内郁而色外呈,故一身及面目悉黄。脾不能为胃行其津液,故小便难。阳明之气旺于申酉,邪热随旺时而发,故有潮热。阳明气逆于上,故时时哕。三阳之脉,循绕耳之前后,邪盛于经,故耳前后肿。医者取足阳明之经,随其实而刺之,虽刺之少差,然枢不外转而病不解。病过十日,又当三阴受邪。若脉续浮者,知其不涉于阴。仍欲从少阳之枢而出也,故与小柴胡汤以转其枢;若脉但浮,别无余证者,是病机欲从太阳之开而出也,故与麻黄汤以助其开;若不尿,腹满加哕者,是不从太阳之开、少阳之枢,逆于三阴也。夫不尿,则甚于十日前之小便难矣;腹满加哕,则甚于十日前之腹部满、时时哕矣。枢转不出,逆于三阴,谓非不治之证而何?(《伤寒论浅注》)

徐灵胎

阳明中风,脉弦浮大,弦属少阳,浮大属阳明。而短气腹都满,胁下及心痛,此少阳证。久按之气不通,鼻干不得汗,嗜卧,此症又似少阴。一身面目悉黄,小便难,此二症又似太阴。有潮热,此似阳明。耳前后肿,刺之小差,外不解,病过十日脉续浮者,与小柴胡汤。(《伤寒类方》)

汤本求真

求真本"时时哕"句,以本方配用橘皮(本方加橘皮,即为本方、橘皮汤合方之意）治呃逆及恶心呕吐、干咳频发。因耳前后肿句，以本方加石膏治耳下腺炎、耳后及颈部淋巴腺炎、乳突炎等。又活用此意，疗睾丸炎得卓效，学者试之。（《皇汉医学》）

本太阳病不解，转入少阳者，胁下硬满，干呕不能食，往来寒热，尚未吐下，脉沉紧者，与小柴胡汤。（266）

成无己

太阳转入少阳，是表邪入于里。胁下硬满，不能食，往来寒热者，邪在半表半里之间。若已经吐下，脉沉紧者，邪陷入腑为里实；尚未经吐下，而脉沉紧为传里，虽深，未全入腑，外犹未解也，与小柴胡汤以和解之。（《注解伤寒论》）

柯 琴

少阳为枢，太阳外证不解，风寒从枢而入少阳矣，若见胁下硬满，干呕不能食，往来寒热之一，便是柴胡证未罢，即误于吐下发汗温针，尚可用柴胡治之。（《伤寒来苏集》）

尤在泾

本太阳脉浮头痛恶寒之证，而转为胁下硬满，干呕不能食，往来寒热者，太阳不解，而传入少阳也。尚未吐下，不经药坏者，脉虽沉紧，可与小柴胡以和之。以证见少阳，舍脉而从证也。或云脉沉紧，连上未吐下看，言尚未经吐下，与脉未至沉紧者，知其邪犹在经，可与小柴胡以和之。或云沉当作浮，前阳明篇第四十七条云"病过十日，脉续浮者，与小柴胡汤"是也，并通。若已吐下、发汗、温针，叠伤津液，胃燥谵语，而胁下硬满、干呕等证反罢者，此众法尽投，正已大伤，而邪犹不解，谓之坏病。非小柴胡所得而治者，须审其因犯何逆，随证以法治之。（《伤寒贯珠集》）

陈修园

少阳为病，何以谓之转属？本太阳标阳之病，不解，与少阳相火为一属。今因不解，而转入少阳者，少阳不得枢转，则胁下硬满，枢机逆而胃气不和，则干呕不能食，不能由枢而开合，故往来寒热。然尚未吐下，中气犹未伤也。脉沉紧者，枢逆于内，不得外达也。与小柴胡汤，达太阳之气，使之从枢以外出。

此言太阳之转属少阳，非少阳之自为病也。（《伤寒论浅注》）

徐灵胎

本太阳病不解，转入少阳者，此为传经之邪也。胁下硬满，干呕不能食，往来寒热，以上皆少阳本症。尚未吐下，脉沉紧者，未吐下，不经误治也，少阳已渐入里，故不浮而沉紧，则弦之甚者，亦少阳本脉。与小柴胡汤。（《伤寒论类方》）

若已吐下、发汗、温针、谵语，柴胡汤证罢，此为坏病。知犯何逆，以法治之。（267）

柯　琴

若误治后，不见半表半里证而发谵语，是将转属阳明，而不转属少阳矣。柴胡汤不中与之，亦不得以谵语即为胃实也。知犯何逆，治病必求其本也，与桂枝不中与同义。此太阳坏病，而非少阳坏病也。（《伤寒来苏集》）

成无己

少阳之邪，在表里之间，若妄吐、下、发汗、温针，损耗津液，胃中干燥，木邪干胃，必发谵语。若柴胡证不罢者，则不为逆；柴胡证罢者，坏病也，详其因何治之逆，以法救之。（《注解伤寒论》）

呕而发热者，小柴胡汤主之。（379）

柯　琴

伤寒则呕逆，中风则干呕。凡伤寒中风，无麻黄、桂枝证，但见喜呕一症，则发热者，便可用柴胡汤，不必寒热往来而始用也。发热而呕，则人参当去，而桂枝非所宜矣。其目赤、耳聋、胸满而烦者，用柴胡去参、夏加瓜蒌实之法；脉弦细而头痛发热者，从柴胡去参加桂之法。（《伤寒来苏集》）

尤在泾

此邪在少阳之经，非厥阴本病也。故以小柴胡汤和解少阳之邪，邪解则呕热俱止。或厥阴病而外连少阳者，亦有之。然亦必以小柴胡先解少阳为急，所谓病自内之外，而盛于外者，先解其外而后治其内也。（《伤寒贯珠集》）

陈修园

厥阴主合,不特藉中见之化,尤藉中见之枢。今呕而发热者,合而不能枢转也,以小柴胡汤主之。此厥阴病从少阳之枢而治之也。"发热"二字,应是寒热往来。厥阴与少阳为表里,邪在厥阴,唯恐其厥逆下利。若见呕而发热,是脏邪还腑,自阴出阳,无阴邪变逆之患矣,故当从少阳法治之。(《伤寒论浅注》)

成无己

《经》曰,呕而发热者,柴胡证具。(《注解伤寒论》)

徐灵胎

呕而发热者,小柴胡汤主之。但发热而非往来寒热,则与太阳、阳明同,唯呕则少阳所独,故亦用此汤。(《伤寒论类方》)

汤本求真

仲景称呕而发热者,其实系呕吐、发热兼备之意。故不论呕吐后发热,或呕吐与发热同时,或发热后呕吐者,均以本方为主治,可知矣。(《皇汉医学》)

伤寒差以后,更发热,小柴胡汤主之。脉浮者,以汗解之,脉沉实者,以下解之。(394)

成无己

差后余热未尽,更发热者,与小柴胡汤以和解之。(《注解伤寒论》)

徐灵胎

此复症也,非劳复,非女劳复,乃正气不充,余邪未尽,留在半表半里之间,故亦用小柴胡。复病治法,明着于此,后世议论不一,皆非正治。复症之中,更当考此二脉。如果脉见浮象,则邪留太阳,当用汗法,如脉见沉实,则里邪未尽,当用下法。(《伤寒论类方》)

汤本求真

此谓伤寒大半差后,再发热者,虽大概主治以小柴胡汤,然若脉浮者,宜治以发汗剂;脉沉者,宜治以泻下剂也。(《皇汉医学》)

诸黄,腹痛而呕者,宜柴胡汤。(《金匮要略·黄疸病脉证并治第十五》)

徐忠可

邪高痛下,此少阳证也。是黄虽脾胃之伤,实少阳郁热,故以小柴胡汤,仍去其本经之邪,但以小柴胡主和解,此必黄之不甚,而亦未久者也。(《金匮要略论注》)

尤在泾

腹痛而呕,病在少阳。脾胃病者,木邪易张也。故以小柴胡散邪气,止痛、呕,亦非小柴胡能治诸黄也。(《金匮要略心典》)

汤本求真

诸黄,诸种之黄疸也。此证腹痛、呕吐者,本方主治。虽如仲景之论,假令腹痛,虽不呕吐,然有胸胁苦满者,亦可知以本方主治之矣。(《皇汉医学》)

产妇郁冒,其脉微弱,不能食,大便反坚,但头汗出。所以然者,血虚而厥,厥而必冒,冒家欲解,必大汗出。以血虚下厥,孤阳上出,故头汗出。所以产妇喜汗出者,亡阴血虚,阳气独盛,故当汗出,阴阳乃复。大便坚,呕不能食,小柴胡汤主之。(《金匮要略·妇人产后病脉证并治第二十一》)

徐忠可

此下言新产之病虽三,痉病尚少,唯郁冒与大便坚,每相兼而具,且详其病因与治法也。谓产妇郁冒,虚多而邪少,故其脉微弱,中气虚也;中虚则阴火为逆而呕,且不能食,然不能食,似乎胃弱易泄,而不知亡津胃燥,故大便反坚;内虚燥而身之阴阳不和,故身无汗,但头汗出数证,乃郁冒中兼有之证也。因复详病因,谓所以冒者何?血虚则阴不能维阳而下厥;厥者,尽也,寒也,下寒则上郁如冒。冒家欲解,必大汗出,见当听其自汗,非汗下所宜也。其所以头汗出者何?既血虚下厥,则下之阴气尽,而阳为孤阳,阳孤,则上出而头汗矣。然既头汗,仍喜其汗出而解者何?盖阴不亡,则血未大虚,唯产妇之血,至过多而亡阴,则阳为孤阳,自阴较之,阳为独盛,所以喜其汗,损阳而救阴,则阴阳平,故曰乃复。然大便坚非热多,乃虚燥也,呕非寒,乃胆气逆也,不能食,非实邪,乃胃有虚热则不能食也,故以柴胡、参、甘、芩、半、姜、枣和之。(《金匮要略论注》)

尤在泾

郁冒虽有客邪,而其本则为里虚,故其脉微弱也。呕不能食,大便反坚,但头汗出,津气上行而不下逮之象,所以然者,亡阴血虚,孤阳上厥,而津气从之也。厥者必冒,冒家欲解,必大汗出者,阴阳乍离,故厥而冒,及阴阳复通,汗乃大出而解也。产妇新虚,不宜多汗,而此反喜汗出者,血去阴虚,阳受邪气而独盛,汗出则邪去,阳弱而后与阴相和,所谓损阳而就阴是也。小柴胡汤主之者,以邪气不可不散,而正虚不可不顾,唯此法为能解散客邪,而和利阴阳耳。(《金匮要略心典》)

概述: 小柴胡汤广泛地应用于外感内伤杂病当中,是在《伤寒论》与《金匮要略》中相关条文出现频率为最多的方剂之一,仲景对其更有"但见一证便是"的论述,足可见小柴胡汤的应用之广。小柴胡汤可以和解少阳,常见的代表症状为"往来寒热""胸胁苦满""嘿嘿不欲饮食""心烦喜呕",其中以往来寒热、胸胁苦满最为重要。往来寒热可以引申为一切发作性疾病都可以考虑用到小柴胡汤。其兼夹症状更为多样,甚至不可胜数。临床应用中应当不拘于疾病的中西医病名,应把握住小柴胡汤的适应症状。在小柴胡汤的指征症状中常常有口苦、脉弦,舌苔腻,而且往往是白腻或黄白相间。

第三节　类方简析

和法是中医治疗八法其中一法,而小柴胡汤又是和解剂中的代表方剂,在临证中应用广泛,由其变化而来的代表性类方有大柴胡汤、柴胡桂枝汤、柴胡桂枝干姜汤、柴胡加龙骨牡蛎汤、柴胡加芒硝汤等,下面逐一进行分析。

一、大柴胡汤

组成: 柴胡半斤,黄芩三两,芍药三两,半夏半升(洗),生姜五两(切),枳

实四枚(炙),大枣十二枚(擘)。(一方加大黄二两)

用法:上七味,以水一斗二升,煮取六升,去滓再煎,温服一升,日三服。

功用:和解少阳,内泻热结。

主治:少阳阳明合病。往来寒热,胸胁苦满,呕不止,郁郁微烦,心下痞硬,或心下满痛,大便不解或协热下利,舌苔黄,脉弦数有力。

证治机制:小柴胡汤为治疗伤寒少阳病的主方,因兼阳明腑实,故去补益胃气之人参、甘草,加大黄、枳实、芍药以治疗阳明热结之证。因此,本方主治少阳阳明合病,仍以少阳为主。症见往来寒热、胸胁苦满,表明病变部位仍未离少阳;呕不止与郁郁微烦,则较小柴胡汤证之心烦喜呕为重,再与心下痞硬或满痛、便秘或下利、舌苔黄、脉弦数有力等合参,说明病邪已进入阳明,有化热成实的热结之象。在治法上,病在少阳,本当禁用下法,但与阳明腑实并见的情况下,就必须表里兼顾。

方解:方中重用柴胡为君药,配臣药黄芩和解清热,以除少阳之邪;轻用大黄配枳实以内泻阳明热结,行气消痞,亦为臣药。芍药柔肝缓急止痛,与大黄相配可治腹中实痛,与枳实相伍可以理气和血,以除心下满痛;半夏和胃降逆,配伍大量生姜,以治呕逆不止,共为佐药。大枣与生姜相配,能和营卫而行津液,并调和脾胃,功兼佐使。

方歌:八柴四枳五生姜,芩芍三两二大黄,

半夏半升十二枣,少阳实证下之良。(《长沙方歌括》)

二、柴胡桂枝汤

组成:桂枝一两半(去皮),黄芩一两半,人参一两半,甘草一两(炙),半夏二合半(洗),芍药一两半,大枣六枚(擘),生姜一两半(切),柴胡(四两)。

用法:上九味,以水七升,煮取三升,去滓,温服一升。

功用:和解少阳,调和营卫。

主治:伤寒六七日,发热,微恶寒,支节烦疼,微呕,心下支结,外证未去者。

证治机制:柴胡桂枝汤由小柴胡汤之半与桂枝汤之半合方而成。本方

比小柴胡汤多了桂枝证,同时柴胡证有所减轻。发热,微恶寒、支节烦疼,可以看作为桂枝汤证的发热恶风、关节痛、烦躁;微呕、心下支结则可以看作为小柴胡汤证的胸胁苦满、心烦喜呕。"支节烦疼",是说关节似疼非疼、似酸非酸,烦热不适。"心下支结",是说胸胁间似有东西顶搁着,如痞满而似有形。

方解:桂枝、芍药、甘草,得桂枝汤之半;柴胡、人参、黄芩、半夏,得小柴胡汤之半;生姜、大枣得二方之半,是二方合并非各半也。取桂枝之半,以解太阳未尽之邪;取柴胡之半,以解少阳之微结;凡口不渴,身有微热者,当去人参,此以六七日来邪虽不解,而正气已虚,故用人参以和之也。外证虽在,而病机已见于里,故方以柴胡冠桂枝之前,为双解两阳之轻剂。

方歌:小柴原方取半煎,桂枝汤入复方全,

　　　　阳中太少相因病,偏重柴胡作仔肩。(《长沙方歌括》)

三、柴胡桂枝干姜汤

组成:柴胡半斤,桂枝三两(去皮),干姜二两,瓜蒌根(天花粉)四两,黄芩三两,牡蛎二两(熬),甘草二两(炙)。

用法:上七味,以水一斗二升,煮取六升,去滓,再煎取三升,温服一升,日三服。初服微烦,复服,汗出便愈。

功用:和解少阳,温化水饮。

主治:伤寒少阳证,往来寒热,寒重热轻,胸胁满微结,小便不利,渴而不呕,但头汗出,心烦;牡疟寒多热少,或但寒不热。

方解:柴胡桂枝干姜汤由三部分组成:一是小柴胡汤中的柴胡、甘草、黄芩主治往来寒热、胸胁苦满,是清热,是解郁;二是由桂枝、甘草、干姜主治心动悸而下利,是温中,是通阳;三是用牡蛎、天花粉治惊悸、口渴而胸胁痞硬,是润燥,是散结。

方歌:八柴二草蛎干姜,芩桂宜三瓜四尝,

　　　　不呕渴烦头汗出,少阳枢病要精详。(《长沙方歌括》)

四、柴胡加龙骨牡蛎汤

组成：柴胡四两，龙骨一两半，黄芩一两半，生姜一两半（切），铅丹一两半，人参一两半，桂枝一两半（去皮），茯苓一两半，半夏二合半（洗），大黄二两，牡蛎二两半（熬），大枣六枚（擘）。

用法：以水八升，煮取四升，纳大黄，切如棋子，更煮一二沸，去滓，温服一升。

功用：通阳泄热，重镇安神。

主治：伤寒八九日，下之，胸满烦惊，小便不利，谵语，一身尽重，不可转侧者。

证治机制：邪入少阳，三焦弥漫，心神逆乱。

方解：取柴胡之半，以除胸满心烦之半里；加铅丹、龙骨、牡蛎，以镇心惊，茯苓以利小便，大黄以止谵语；桂枝者，甘草之误也，身无热无表证，不得用桂枝，去甘草则不成和剂矣；心烦谵语而不去人参者，以惊故也。

方歌：参苓龙牡桂丹铅，芩夏柴黄姜枣全，

枣六余皆一两半，大黄二两后同煎。（《长沙方歌括》）

五、柴胡加芒硝汤

组成：柴胡二两十六铢，黄芩、甘草（炙）、人参、生姜（切）各一两，半夏二十铢（洗），大枣四枚，芒硝二两。

用法：上八味，以水四升，煮取二升，去滓，纳芒硝，更煮微沸，分温再服，不解，更作服。

功用：和解少阳，泄热润燥。

主治：治伤寒十三日不解，胸胁满而呕，日晡潮热，已而微利。

方解：柴胡汤以解少阳，加芒硝以荡胃热。

方歌：小柴分两照原方，二两芒硝后入良，

误下热来日晡所，补兼荡涤有奇长。（《长沙方歌括》）

第二章　临床药学基础

第一节　主要药物的功效与主治

一、柴胡

柴胡主治往来寒热和胸胁苦满者。

"胸胁苦满"是指胸胁部以及上腹部、肩颈部的胀痛、胀满、硬满、酸重不适、触痛、压痛,女性乳房胀痛、结块,甚至精神心理因素导致的胸闷气短、腹胀等,均包括在内。中医传统所说的胸胁苦满主要指自觉症状,而日本学者认为尚存在着主观感觉胸胁苦满,即沿肋骨弓的下端向胸腔内按压,医生指端有抵抗感,患者也诉说局部有胀痛不适的感觉。日本的细野史郎尚认为对胸胁苦满的患者,可以采用撮诊法。即用食指与拇指捏住两胁部的皮肤及皮下组织,可有组织肿胀变厚的感觉,同时患者有痛觉过敏,这个反应带的宽与狭,与胸胁苦满的程度相一致。

"往来寒热",既包括体温的变化,也包括患者自觉的寒热交替感:时而畏风发冷,时而面红烦热;或上半身发热、下半身畏冷;或半身热,半身冷;或心胸烦热,而四肢冰冷;或覆被则烦躁发热、似汗非汗,而去被又觉寒冷至骨、肌肤粟起;以及对温度变化的自我感觉过敏等。"往来"与"休作有时"是指在发病时间上有一定的规律,或有一定的周期,或是交替发作。清代名医费伯雄用逍遥散加减治愈隔日彻夜不眠的奇证,现代岳美中用小柴胡汤治愈每天正午全身麻痹的小儿,日本有报道用柴胡桂枝汤治疗癫痫,都是以

"往来"与"休作有时"为辨证根据的。

黄煌认为,在胸胁苦满与往来寒热之间,前者是重要的。临床上柴胡证可以没有往来寒热或休作有时,但不可能没有胸胁苦满。这是指柴胡证在体表反映出的部位。中医常用"少阳经的循行之地",或"肝经之分野"等词句来描述,为便于理解与记忆,这里称之为"柴胡带"。柴胡带,包括胸胁部、肩颈部、头额部、腰胯及少腹部、腹股沟等,以身体的侧面为主。该区域出现的胀痛、酸痛、感觉异常、肿块等,可以考虑柴胡证及其类方汤证存在的可能性。由于柴胡类方证比较复杂,患者的主诉繁多,体质类型的辨别能够执简驭繁,较快地抓住疾病的本质。

仲景方中相关的配伍药证:①柴胡、甘草相伍主治往来寒热,胸胁苦满。小柴胡汤加减法甚多,但方中柴胡、甘草两味药不可去,可见此为小柴胡汤的核心。②柴胡、人参、甘草、生姜、大枣相伍主治虚羸少气、食欲不振者,方如小柴胡汤、柴胡加龙骨牡蛎汤、柴胡桂枝汤、柴胡加芒硝汤。

二、半夏

半夏主治呕而不渴者,兼治咽痛、失音、咽喉异物感、咳喘、心下悸等证。

"呕"包括干呕、呕吐、胃反等,但患者大多不渴。所谓的不渴,为口腔无明显干燥感,也没有明显的口渴感,或经常泛吐清稀的唾液或胃内水液,其舌面也可见湿润的黏腻舌苔。相反,如果患者有严重的口渴感,或者舌面干燥无津,虽然有呕吐,也不宜使用半夏。

从半夏主治及兼治的病症来看,具有两个特点:一是感觉异常样症状。半夏所主治的呕吐,本是一种异常的反射。半夏厚朴汤主治咽中如有炙脔,实无炙脔,纯属一种感觉异常。由感觉异常导致的异常反射和行为,如恶心呕吐、食欲异常、性欲异常、话语异常、睡眠异常、情感异常等,都有使用半夏的可能。二是咽喉部症状:恶心、呕吐、咽痛、失音、咽中如存炙脔等,均为咽喉部的症状,在精神紧张、抑郁、焦虑、恐惧时,以上症状极易出现。

黄煌老师认为半夏体质常见的症状有:营养状况较好,目睛有光彩,肤色滋润或油腻,或黄暗,或有浮肿貌,但缺乏正常的光泽;形体肥胖者居多。

主诉较多而怪异,多疑多虑,易于精神紧张,情感丰富而变化起伏大,易于出现恶心感、咽喉异物感、黏痰等。脉象大多正常,或滑利。舌象多数正常,或舌苔偏厚,或苔滑黏腻,或舌边有两条由细小唾液泡沫堆积而成的白线,或边有齿痕舌。

三、生姜

生姜主治恶心呕吐、胃中水饮停聚。

生姜所主治的恶心呕吐,多伴有口内多稀涎,或吐出清水,患者口不干渴,甚至腹中有水声辘辘,就如《伤寒论》生姜泻心汤条下所谓的"胁下有水气,腹中雷鸣"。

生姜还可助解表发汗等。

半夏与生姜虽然都能治呕,区别在于生姜长于发散、半夏长于降逆散结。

四、黄芩

黄芩主治烦热而出血者,兼治热利、热痞、热痹等。

所谓烦热,是一种难以解除的发热或发热感。患者胸闷不安、躁动、焦虑、睡眠障碍乃至精神障碍,同时具有身体的热感,或汗出,或胸闷呼吸不畅感,或小便灼热感,或口干口苦,或舌红,脉滑数等。

黄芩证的出血,有吐血、衄血、崩漏、便血等,适应面较宽。不过,其血色多暗红,质黏稠或有血块,或伴有烦热,应是黄芩证的特点。

黄芩证的下利,以热利为主。所谓热利,多为腹泻的同时,伴有身热烦躁,或便下脓血,或腹痛如绞,或肛门灼热,或见舌红唇红,或见脉滑数等。许多急慢性的肠道感染及消化道炎症多见此证。

热痹,为烦热而关节疼痛,《金匮要略》所谓的四肢烦热。患者多见关节肿痛入夜尤甚,并见晨僵、盗汗、小便黄短等。所以,如类风湿性关节炎、强直性脊柱炎、干燥综合征等免疫系统疾病,可以使用黄芩,方如小柴胡汤等。

五、人参

人参主治气不足证。

根据典籍应用人参的经验,使用人参的客观指征,有以下三个方面:①脉象,由大变小,由浮转沉,由弦滑洪大转为微弱;②体形逐渐消瘦,古人所谓的虚羸,就是对身体极度消瘦的一种描述,消瘦之人,其上腹部才变得扁平而硬。所谓"心下痞硬";③舌面多干燥,患者有渴感,其舌苔多见光剥,舌体多瘦小而红嫩。再就是面色,面色萎黄或苍白,并无光泽,即为枯瘦。

六、甘草

甘草主治羸瘦,兼治咽痛、口舌碎糜、心悸、咳嗽以及慢性病的躁、急、痛、逆等诸症。

羸瘦可以看作是使用甘草的客观指征之一。以羸瘦为主要特征的疾病,如肺结核、慢性肾上腺皮质功能减退症、慢性肝炎、肝硬化、艾滋病等,可大量使用甘草。

甘草主治的咽喉疼痛感,多伴有干燥感、热灼感,局部多充血、红肿。

甘草可治口腔黏膜病。《金匮要略》甘草泻心汤,是治疗"蚀于喉为惑,蚀于阴为狐"的狐惑病的专方。其实,不仅是口腔黏膜病,即其他黏膜溃疡,也可使用甘草。杂病多见躁、急、痛、逆诸症。"躁",为情绪不安定,变化无常、烦躁、多动,如甘麦大枣汤证的脏躁。"急",为急迫、挛急、拘急之证,如芍药甘草汤证的脚挛急。此痛,为一种挛急性、绞窄样、紧缩性的疼痛,如茯苓杏仁甘草汤证的胸痹、甘草粉蜜汤证的心痛等。"逆",为吐逆、冲逆、气逆,如橘皮竹茹汤证的哕逆,桂枝甘草汤的气上冲等。以上证候的发生,多见于形瘦肤枯、舌淡脉细者。如体胖浮肿、舌苔厚腻者,甘草应慎用,尤其不可过量,否则易于出现胸满、浮肿加重、头晕等。

总之,甘草证以体形羸瘦为客观指征,主治病症以干枯性(羸瘦)、痉挛性(肌肉痉挛、绞痛)、刺激性(咽痛、黏膜溃疡)、躁动性(心悸、脏躁)、突发性(中毒、外科感染)为特点。

七、大枣

大枣配甘草主治动悸、脏躁;配生姜主治呕吐、呃逆、食欲不振者;配泻下药可保护胃气。

所谓动悸,指胸腹部的搏动感,既可以指心悸,又可以指脐下动悸。脏躁是《金匮要略》上的病名,与癔症相似,表现为无故悲哭而不能自制。临床所见,凡动悸者,脏躁者,多形体瘦弱,舌淡脉细,多使用大枣、甘草为主药的方剂,要注意辨清舌脉。

第二节　主要药物的作用机制

一、柴胡

柴胡是伞形科植物北柴胡、狭叶柴胡等的根。马王堆帛书《五十二病方》中就有用单味柴胡治疗头痛的记载。《神农本草经》谓柴胡"味苦、平,主心腹,去肠胃中结气,饮食积聚,寒热邪气,推陈出新。久服轻身、明目、益精"。柴胡是张仲景方中的重要药物,《伤寒论》入 7 方次,《金匮要略》入 7 方次。

对于柴胡的功效,前人的讨论颇多。有说柴胡是"解表之药"(《本草正义》),有说是"足少阳胆经之药"(《本经逢原》),有说柴胡是"少阳、厥阴引经药"(《医学启源》),还有说是"肠胃之药"(《本草经百种录》)。

二、人参

《神农本草经》谓其"味甘,微寒。主补五脏,安精神,定魂魄,止惊悸,除邪气,明目,开心益智。久服,轻身延年"。《名医别录》中认为药性微温。主治肠胃中冷,心腹鼓痛,胸胁逆满,霍乱吐逆,调中,止消渴通血脉破坚积,令人不忘。《本草求真》认为人参专入肺,兼入脾。性禀中和,不寒不燥,形状似人,气冠群草,能回肺中元气于垂绝之乡。又说,参虽号为补阳助气,而亦可以滋阴生血耳。但参本温,积温亦能成热,故阴虚火亢,咳嗽喘逆者为切忌焉。另批注"补肺气以生阴"。

三、甘草

《神农本草经》中谓其"味甘,平,无毒。主五脏六腑寒热邪气,坚筋骨,长肌肉。倍力,金疮,尰,解毒。久服轻身延年"。《本经逢原》中谓其生用则气平,调脾胃虚热,大泻心火,解痈肿金疮诸毒。炙之则气温,补三焦元气,治脏腑寒热,而散表邪,去咽痛,缓正气,养阴血,长肌肉,坚筋骨,能和冲脉之逆,缓带脉之急。《名医别录》主温中,下气,烦满,短气,伤脏,咳嗽,止渴,通经脉,利血气,解百药毒,为九土之精,安和七十二种石,一千二百种草。《本草求真》认为"专入脾……缓其中气不足,调和诸药不争"。能在各种功效的方药中起到调和诸药、解药毒的作用。

四、黄芩

《神农本草经》中谓其"味苦,平,无毒。主诸热,黄疸,肠澼,泄利,逐水,下血闭,恶疮,疽蚀,火疡"。《名医别录》中说"大寒,无毒。主治痰热,胃中热,小腹绞痛,消谷,利小肠,女子血闭、淋露、下血,小儿腹痛"。《本草求真》中记载"黄芩专入心、脾、肺,兼入肝、大肠、膀胱""清上、中二焦火热与湿"。《医学发明》黄芩苦燥而坚肠胃,得芍药、甘草治下痢脓血、腹痛后重、身热。佐黄连治诸疮痛不可忍。

五、半夏

《神农本草经》谓其"味辛,平。主伤寒,寒热,心下坚,下气,喉咽肿痛,头眩,胸胀,咳逆,肠鸣,止汗"。《名医别录》中记载"生微寒、熟温,有毒。主消心腹胸中膈痰热满结,咳嗽上气,心下急痛坚痞,时气呕逆,消痈肿,胎堕,治萎黄,悦泽面目"。《本经逢原》认为辛温,有毒。《本草求真》认为半夏"专入脾、胃、胆,兼入心""其主散肠胃湿痰""盖半夏味辛,辛则液化而便利,故云能润肾燥也!"《医学发明》中谓其为足少阳本药,兼入足阳明、太阴。虚而有痰气宜加用之,胃冷呕哕方药之最要。

第三节 小柴胡汤的功效与主治

小柴胡汤具有和解少阳之功效。主治伤寒少阳病症。邪在半表半里,症见往来寒热,胸胁苦满,嘿嘿不欲饮食,心烦喜呕,口苦,咽干,目眩,舌苔薄白,脉弦者;妇人伤寒,热入血室,经水适断,寒热发作有时;疟疾、黄疸等内伤杂病而见以上少阳病症者。临床常用于治疗感冒、流行性感冒、疟疾、慢性肝炎、肝硬化、急慢性胆囊炎、胆结石、急性胰腺炎、胸膜炎、中耳炎等属胆胃不和者。

第三章　源流与方论

第一节　源　流

小柴胡汤,作为六经辨证少阳之主方,和法之代表,其主治病症之多、适用病种之广,似已远远超过少阳病之范围,加之其配伍之巧妙、功效之奇特,也更增其临证化裁之用途,故历代医家对其推崇备至,诚如日本的丹波元简所慨叹:"伤寒诸方,唯小柴胡汤为用最多,而诸病屡称述之。"然而,其主治与功效中所蕴含的丰富精义,却着实令人深思。因此,医家倍加关注,并从不同的角度加以了阐述与发明。近代之后,随着西医学知识的传入,近代的医家结合西医学的知识,或给原先的学说赋予新的内涵,或自立新说。

以宋代庞安时为代表医家认为小柴胡汤为少阳胆经和表之剂,即病在少阳胆经。病有表里,小柴胡汤乃其经和表之剂。他在《伤寒总病论》中说"尺寸俱弦者,少阳受病也……足少阳胆属木,弦者,细长如琴弦状",还认为"少阳之证,口苦,咽干,目眩也。此三阳经皆病,未入于脏,可汗而解","少阳正得弦脉,体是小弦长脉也,多宜和表,鲜有汗证"故"仲景少阳证,唯小柴胡乃和表药耳"。

金代成无己认为小柴胡汤为和解一身半表半里之剂 即少阳为枢,病在一身内外之半,汗下不可得,唯宜柴胡汤和解主之。此说由于突出显示了太阳主表主汗、阳明主里主下、少阳主半主和的大经大法,故对后世影响最广,其后众多医家如明代的陶节庵、王肯堂、张遂辰、张凤奎,清代的张登、汪琥、秦之桢、徐大椿、沈金鳌、吴坤安、严则庵等皆尊崇此义,因而和解少阳半表半里之说得以盛行医界。

民国的张锡纯、恽铁樵等认为小柴胡汤为和解肝胆脾胃之剂。他们认为少阳病症实即肝胆同病之类,小柴胡汤乃疏肝利胆、间和脾胃之剂。他们结合西医病种之比较,认为"凡得少阳之病,其未病之先,肝胆恒有不舒,木侮土,脾胃亦恒先受其扰","若胆中素有积热,偶受外感,即可口苦,心烦,寒热往来"。(《医学衷中参西录》)

清代的陈修园认为转枢少阳半表之剂。其认为少阳虽为一身之半,但病有在经在腑之分,即半表为经证、半里为腑证,而柴胡之和解乃偏在半表之经。

元代杜清碧认为小柴胡汤为升达少阳膈膜之剂。其认为少阳半表半里,病在胸膈膜肓之处,小柴胡汤为少阳入膈达膜之剂。清代尤在泾《伤寒贯珠集》也提出类似观点。

清代黄元御认为小柴胡汤为调和分治阴经阳经之剂。少阳半表半里乃在二阳三阴之间,小柴胡汤之和解乃在调理兼治由阳入阴之半。

明代方有执认为小柴胡汤为通达少阳腔隙之剂,认为少阳半表半里病在躯壳之内、脏腑之外,两夹界之隙地,小柴胡汤即为转枢腔膜间隙之剂。其后清代喻昌、钱潢、尤在泾、吴谦等也推崇其说。至民国陆渊雷,更结合西医知识加以说明,认为少阳柴胡证乃是胸膜膈膜病变,小柴胡汤乃疏利少阳胸膜膈膜病之剂。

清代柯琴认为小柴胡汤为转运三焦水火之剂。其认为少阳之半为病,乃三焦气机不利而水火失运之证,小柴胡汤乃疏利少阳气机以转运水火之剂。其后高学山也宗此说而强调三焦气机相火之升降出入为病。清末唐容川更进一步借西以畅中,推崇以三焦水火之说阐发少阳证治,指出少阳半表半里之实质就是三焦腠膜,小柴胡汤依此而能转枢达邪、散火降水。

清末曹颖甫认为小柴胡汤为疏利三焦淋巴之剂,认为少阳手经三焦,实即淋巴系统,柴胡之剂特以疏利其道为治。民国的章太炎也大致遵同此说。

乐永清根据小柴胡汤抗感冒确有助汗退热的解表功效,认为小柴胡汤证为少阳经病之表热证,并非"半表半里"证,因此,小柴胡汤为扶正祛邪辛凉解表之剂,而非"和解之剂"。他认为少阳本有经络,受病也有表证,小柴胡汤之辛凉透热,即主治其病在经络之表热者。

又有医家持疏利手足两经气机之说。此说较为折中公允,即根据少阳统属手足两经及其脏腑的一般原理,结合少阳病的特点,折中前人不同说法,提出少阳病变与胆腑、三焦通有关联,小柴胡汤即是总疏少阳手足两经气机之主方。

第二节　古代医家方论

庞安时

少阳正得弦脉,体是小弦长脉也,多宜和表,鲜有汗证。少阳之证,口苦,咽干,目眩也。此三阳经皆病,未入于脏,可汗而解。仲景少阳证,虽小柴胡乃和表药耳。(《伤寒总病论》)

成无己

伤寒邪气在表者,必渍形以为汗;邪气在里者,必荡涤以为利;其于不外不内,半表半里,既非发汗之所宜,又非吐下之所对,是当和解则可矣。小柴胡汤为和解表里之剂也。柴胡味苦平微寒,黄芩味苦寒。《内经》曰:热淫于内,以苦发之。邪在半表半里则半成热矣,热气内传,攻之不可,则迎而导之,必先散热,是以苦寒为主,故以柴胡为君,黄芩为臣,以成彻然发表之剂。人参味甘温,甘草味甘平。邪气传里,则里气不治,甘以缓之,是以甘物为之助,故用人参、甘草为佐,以扶正气而复之也。半夏味辛微温,邪初入里,则里气逆,辛以散之,是以辛物为之助,故用半夏为佐,以顺逆气而散邪也。里气平正,则邪气不得深入,是以三味佐柴胡以和里。生姜味辛温,大枣味甘温。《内经》曰:辛甘发散为阳。表邪未已,迤逦内传,既未作实,宜当两解,其在外者,必以辛甘之物发散,故生姜、大枣为使,辅柴胡以和表。七物相合,两解之剂当矣。

邪气自表未敛为实，乘虚而凑，则所传不一，故有增损以御之。胸中烦而不呕，去半夏、人参，加瓜蒌实：烦者，热也；呕者，气逆也。胸中烦而不呕，则热聚而气不逆，邪气欲渐成实也。人参味甘为补剂，去之使不助热也；半夏味辛为散剂，去之以无气逆也。瓜蒌实味苦寒，除热必以寒，泄热必以苦，加瓜蒌实以通胸中郁热。若渴者，去半夏，加人参、瓜蒌根津液不足则渴。半夏味辛性燥，渗津液物也，去之则津液易复。人参味甘而润，瓜蒌根味苦而坚，坚润相合，津液生而渴自已。若腹中痛者，去黄芩，加芍药。宜通而塞为痛，邪气入里，里气不足，寒气壅之，则腹中痛。黄芩味苦寒，苦性坚而寒中，去之则中气易和；芍药味酸苦微寒，酸性泄而利中，加之则里气得通，而痛自已。若胁下痞硬，去大枣，加牡蛎。《内经》曰：甘者令人中满。大枣味甘温，去之则硬渐散；咸以软之，牡蛎味酸咸寒，加之则痞者消而硬者软。若心下悸，小便不利者，去黄芩，加茯苓。心下悸、小便不利，水蓄而不行。《内经》曰：肾欲坚。急食苦以坚之，坚肾则水益坚，黄芩味苦寒，去之则蓄水浸行。《内经》曰：淡味渗泄为阳。茯苓味甘淡，加之则津液通流。若不渴，外有微热，去人参加桂。不渴则津液足，去人参，以人参为主内之物也。外有微热，则表证多，加桂以取汗，发散表邪也。若咳者，去人参、大枣、生姜，加五味子、干姜。肺气逆则咳，甘补中，则肺气愈逆，故去人参、大枣之甘，五味子酸温，肺欲收，急食酸以收之，气逆不收，故加五味子之酸。生姜、干姜一物也，生者温而干者热，寒气内淫则散以辛热。盖诸咳皆本于寒，故去生姜加干姜，是相假之以正温热之功。识诸此者，小小变通，触类而长焉。(《伤寒明理论》)

方有执

往来寒热者，邪入躯壳之里，脏腑之外，两夹界之隙地，所谓半表半里，少阳所主之部位，故入而并于阴则寒，出而并于阳则热，出入无常，所以寒热间作也；胸胁苦满者，少阳之脉循胸络胁。邪凑其经，伏饮抟聚也。默，静也，胸胁既满，谷不化消，所以静默不言，不需饮食也，心烦喜呕者，邪热伏饮抟胸胁者涌而上溢也。或为诸证者，邪之出入不常，所以变动不一也。柴胡，少阳之君药也；半夏辛温，主柴胡而消胸胁满；黄芩苦寒，佐柴胡而主寒热往来；人参、甘、枣之甘温者，调中益胃，止烦呕之不时也。此小柴胡之一

汤,所以为少阳之和剂欤。(《伤寒论条辨》)

黄元御

少阳篇,半言脏病,半言腑病。少阳居半表半里之中,乃表里之枢机,阴阳之门户,阳盛则入腑,阴盛则入脏。少阳之经病,如小柴胡汤证,乃脏病腑病之连经,非第经病也。盖其胸胁痞硬,是阳明、太阴俱有之证,缘其脏腑胀满,壅碍胆经降路,经腑郁迫,故心胁痞硬。而其寒热往来,吐利并作,寒多则太阴病,热多则阳明病,吐多则阳明病,利多则太阴病。若但在少阳之经,而不内连于脏腑,不至如柴胡诸症之剧也……少阳经在太阳阳明之里,三阴之表,表则二阳,故为半表,里则三阴,故为半里,半表者,居二阳之下,从阳化气而为热,半里者,居三阴之上,从阴化气而为寒……少阳以甲木而化气于相火,经在二阳三阴之间,阴阳交争,则见寒热,久而阳胜阴败,但热而无寒则入阳明,阴胜阳败,但寒而无热,则入太阴。小柴胡清解半表而杜阳明之路,温补半里而闭太阴之门,使其阴阳不至偏胜,表邪解于本经,是谓和解。(《伤寒悬解》)

吴　谦

邪伤太阳、阳明,曰汗、曰吐、曰下,邪伤少阳唯宜和解,汗、吐、下三法皆在所禁,以其邪在半表半里,而角于躯壳之内界。在半表者,是客邪为病也;在半里者,是主气受病也。邪正在两界之间,各无进退而相持,故立和解一法,既以柴胡解少阳在经之表寒,黄芩解少阳在腑之里热,犹恐在里之太阴,正气一虚,在经之少阳,邪气乘之,故以姜、枣、人参和中而预壮里气,使里不受邪而和,还表以作解也。(《医宗金鉴·订正伤寒论注》)

徐大椿

此汤除大枣共二十八两,较今秤亦五两六钱零,虽分三服,已为重剂,盖少阳介于两阳之间,须兼顾三经,故药不宜轻。去滓再煮者,此方乃和解之剂,再煎则药性和合,能使经气相融,不复往来出入。古圣不但用药之妙,其煎法俱有精义。(《伤寒论类方》)

许　宏

病在表者宜汗,病在里者宜下,病在半表半里之间者宜和解。此小柴胡汤,乃和解表里之剂也。柴胡味苦性寒,能入胆经,能退表里之热,祛三阳不退之邪热,用之为君;黄芩味苦性寒,能泄火气,退三阳之热,清心降火,用之为臣。人参、甘草、大枣三者性平,能和缓其中,辅正除邪,甘以缓之也;半夏、生姜之辛,能利能汗,通行表里之中,辛以散之也,故用之为佐为使,各有所能。且此七味之功能,至为感应。能解表里之邪,能退阳经之热,上通天庭,下彻地户。此非智谋之士,其孰能变化而通机乎!(《金镜内台方义》)

唐容川

此方乃达表和里,升清降浊之活剂。人身之表,腠理实营卫之枢机;人身之里,三焦实脏腑之总管。唯少阳内主三焦,外主腠理。论少阳之体,则为相火之气,根于胆腑。论少阳之用,则为清阳之气,寄在胃中。方取参、枣、甘草以培养其胃,而用黄芩、半夏降其浊火,柴胡、生姜升其清阳。是以其气和畅,而腠理三焦,罔不调治。其有太阳之气,陷于胸前而不出者,亦用此方。以能清里和中,升达其气,则气不结而外解矣。有肺经郁火,大小便不利,亦用此者。以其宣通上焦,则津液不结,自能下行。肝经郁火,而亦用此,以能引肝气使之上达,则木不郁,且其中兼有清降之品,故余火自除矣。其治热入血室诸病,则尤有深义。人身之血,乃中焦受气取汁变化而赤,即随阳明所属冲任两脉,以下藏于肝。此方非肝胆脏腑中之药,乃从胃中清达肝胆之气者也。胃为生血之主,治胃中,是治血海之上源。血为肝之所司,肝气既得清达,则血分之郁自解。是正治法,即是隔治法。其灵妙有如此者。

第三节　现代医家方论

秦伯未

和解,是和其里而解其表,和其里不使再内犯,解其表仍使邪从外出,含有安内攘外的意义,目的还在祛邪。所以小柴胡汤用柴胡、黄芩清热透邪,又用人参、甘草和中,佐以半夏、姜、枣止呕而和营卫。这方法不仅用于外感发热,内伤杂证出现不规则的寒热往来,也能用来加减。(《谦斋医学讲稿》)

刘渡舟

它是一个半表半里之邪,是太阳、阳明的夹界,要解除少阳经的邪气,得要解决半表半里的邪气。因为这个病也有发热,发于阳也,是阳经的病,所以古人区别它既不是发汗也不是泻下,也不是吐,同时也能解除发热这个问题,就把小柴胡汤叫作和解之法,即不通过发汗、泻下那些手段,而达到清热的目的,使少阳气机通达,半表半里之气和畅。同时从小柴胡汤的组成来看,既有祛邪清热的药,也有扶正补虚之药,集寒热补泻于一体。

小柴胡汤由七味药组成,包括柴胡、黄芩、人参、炙甘草、半夏、生姜、大枣。剂量方面,"柴胡八两少阳凭,枣十二枚夏半升,三两姜参芩与草,去滓重煎有奇能"。黄芩、人参、甘草、半夏、生姜等量,都可以用三钱,现在是10g。唯独柴胡用得多,柴胡半斤,柴胡用三两就不叫小柴胡汤了。

为什么不叫柴胡汤而叫小柴胡汤?因为还有一个大柴胡汤。小青龙、大青龙,小承气、大承气,有大、小之分,大的力量就大,小的力量就小。小柴胡汤的主药是柴胡,所以柴胡的剂量是要重的。有的人说在临床用柴胡汤效果不明显,甚至没有效,实际上和剂量用得是否恰当,是否足量有很大的关系。所以一定要记剂量。理法方药就包括剂量了。柴胡是主药,必须重用,尤其是少阳证必须多用。

有很多医学家提到柴胡劫肝阴的问题,尤其南方一些大医学家不大敢用柴胡。怎么正确理解这个问题呢?我们大家看《红楼梦》,林黛玉有病了,肌肤瘦,颧骨红,乍寒乍热,咳嗽,胸胁发闷,也是嘿嘿不欲饮食,王太医给看病,脉很细还很数,肝气还抑郁,那怎么办?用逍遥散,方中就有柴胡,鳖甲炒柴胡叫黑逍遥。要用八钱柴胡,林黛玉受得了吗?现在说的是少阳证,往来寒热,胸胁苦满,舌苔黄白,此为丹田有热,胸中有寒故也。也没说舌质红、口舌干燥,为什么不敢用柴胡?劫肝阴要有肝阴虚的征兆。不能因为柴胡劫肝阴就不敢用柴胡了。如果我们用柴胡也是三钱,和甘草、人参的剂量都相等了,小柴胡汤就失败了。因为柴胡"味苦平,主治心腹肠胃中结气,饮食积聚,寒热邪气,推陈致新",这是《神农本草经》的原话。在推陈致新方面,一个是大黄,一个是柴胡,前者从血分说,后者从气分说。用三钱柴胡,还配三钱人参、三钱炙甘草,柴胡就无法推陈致新、疏通郁结、透热外出了。就好比一个年轻力壮的小伙子,你把他手也捆上了,脚也捆上了,然后你还叫他发挥他的力量,那就不可能了。所以小柴胡汤就无效,吃了以后烧退不下来。

这七味药针对三个方面,而且是有机联系的,所以叫和解之法。第一,就是柴胡配黄芩;第二,就是人参、甘草配大枣;第三,生姜配半夏。首先治胆,以柴胡配黄芩。按君臣佐使来说,属于君臣,不是佐使。柴胡能够疏解少阳经中的邪热,黄芩能清胆经、胆腑的邪热。不过,柴胡的作用也不是单纯的解热,还有疏利肝胆的作用。因为少阳病虽然是热邪传入少阳了,少阳在三阳里谓之一阳之气,是初生之气也。现在春天了,再往前一点儿就是少阳之气甲子日,夜半起少阳,阳始生谓之少阳,阳气上来了,少阳主升发。所以这个少阳之气是个小阳,是个嫩阳,阳气刚一发动,还没有什么劲。在这时候,邪气把它一闭郁了,它的升发条达功能就障碍了。因此,光用苦寒的药单纯清少阳之热是不行的。为什么?因为病机里还有邪热使少阳的气机不达、少阳的枢机不利的问题。柴胡既有清热的作用,也有疏郁而使肝胆气机舒畅条达的作用。《伤寒论》用柴胡的方子有七个,我们只承认六个方子属于柴胡剂群,把四逆散排除在柴胡剂以外,因为它有柴胡而没有黄芩。

其次治胃,少阳病有胃气逆,喜呕,"呕而发热者,小柴胡汤主之",所以用半夏配生姜健胃以止呕。半夏、生姜叫小半夏汤,"止呕之圣药莫过于半夏、生姜也",半夏、生姜为止呕的圣药,既能够健胃,又能够下气,散饮祛痰。少阳病要影响脾胃,胃气不和就要呕。半夏、生姜,要和柴胡、黄芩对比着来看,柴胡、黄芩是苦药,而半夏、生姜是辛药。苦就有泄热清热的作用,而辛就有散结的作用,"苦以泄之,辛以散之",所以半夏、生姜不但能够治胃止呕,同时对于胸胁满、胃气不和,都有好处。

最后治脾,人参、炙甘草、大枣是甘温之药,都是补中益气的。为什么小柴胡汤里要加上补中益气之品?一般治邪气的方子不加人参,要加人参就要斟酌斟酌。人参是个补气的药,有敛邪的作用,加得不适当就把邪气堵住了,叫闭门抑盗。恰恰小柴胡汤里要用人参,现在开方子用党参,党参力量小一些。为什么? 小柴胡汤叫和解之法,用八两柴胡、三两黄芩,解热祛邪。同时加上扶正之法,保养脾胃,甘温益脾。加上这些药物,一个是因为少阳是小阳,少者小也,它不如阳明和太阳。阳明者,两阳和明也,明者是昌明也,阳气隆盛才谓之阳明;太阳者巨阳也,主一身之阳气,固密于体表。少阳的抗邪能力不足,在半表半里,处在一个不利的地位。少阳既是太阳、阳明中间之枢,也是三阳到三阴的阴阳之枢。也就是说,少阳之邪气再往里就入脏了,到五脏第一个就到了,足太阴脾中州。同时,这个人默默不欲饮食,脾的健运功能的确是不好了。"见肝之病,知肝传脾,当先实脾",肝胆的邪气要影响脾,木来克土。为了强壮少阳之气和邪气作斗争,所以要加上人参、甘草、大枣,补正以祛邪。小柴胡汤里如果不加上甘温补气的药品,恐怕是不能使少阳之气抗邪以外出的。另外,补脾也是一个预防,"见肝之病,知肝传脾",肝胆都是相连的,先把脾给它健旺起来,就杜绝了少阳之邪入太阴的这条道路。(《刘渡舟伤寒论讲稿》)

曹颖甫

柴胡以散表寒,黄芩以清里热,湿甚生痰,则胸胁满故用生姜、半夏以除之。中气虚则不欲饮食,故用人参、炙甘草、大枣以和之,此小柴胡汤之大旨也。(《伤寒发微》)

汤本求真

凡所谓少阳病者,不问其由太阳病转入,或由自然发生,均在胸腹二腔之限界部的脏器组织发生炎症,其余波迫于上部,成为定则的口苦、咽干、目眩,且有时使两耳聋、目赤、头痛,波及于外表而使发热。因非表病,故脉不浮;非里病,故脉不沉。因位此二者之间,故脉亦准之而在浮沉之中位,呈为弦细之象,故当严禁汗吐下也。此乃述少阳病之大纲,至于细目,揭载于下,与诸条不相矛盾。例如严禁汗吐下,并柴胡桂枝汤之发汗,大柴胡汤之泻下是也。

汤本求真从腹诊指征这一角度对于小柴胡汤有所论述:应用小柴胡汤之主目的为胸胁苦满。使患者仰卧,医者以指头自肋骨弓下沿前胸壁里面向胸腔按抚压上之际,触知一种之抵抗物,并同时有压痛,是即胸胁苦满证也。故胸胁苦满者,适当肝、脾、胰三脏之肿胀硬结处,即使此等脏器毫无异状,亦时常得以触诊。若此抵抗物之处反多,是必有种种之关系。其主要者,恐由该部淋巴腺之肿胀硬结。盖胸胁苦满之主目的,即为脑或五官、咽喉、气管、支气管、肺、胸膜、心、胃、肠、肝、脾、胰、肾、子宫等各病症,而有抵抗物时,投以小柴胡汤则可随之而治愈,此抵抗物亦渐次消失,此为几多经验之事实。由此观之,其理除求于淋巴系统之外,无他辞可以说明之。是余所谓之胸胁苦满之腹证,大概不外属于前胸壁里面部的淋巴腺肿胀硬结,所以仲景创立小柴胡汤者,为治此续发的淋巴肿胀硬结及原发的病症也。又此淋巴腺之肿胀硬结,非其应用之主目的,毕竟不过是续发的变状。不唯容易得以触知,且常因硬结而不变也。(《皇汉医学》)

胡希恕

小柴胡汤是以柴胡为主药,这个柴胡的主治呀我们首先要把它明确。这个柴胡在《本经》上讲呀是苦平,那么这个主治呢是"心腹肠胃中结气",心腹就是心腹间,就是心下的心呀,心腹这个中间,这就说半表半里的部位了,就是胸腹两个腔间,腹腔、胸腔。肠胃中,它不但能治这个胸腹腔间,在肠胃中,里头有结气、积聚,这个积聚指的肠胃里头的事了。那么这个气呀是个无形的,聚是个有形的,无论是胸腹腔间的结气,或肠胃中的积聚,它都能治。"寒热邪气",这个指的外邪了,外邪入内,发寒热,它也能去这个。那么这个主要是去热的,古人虽然说了寒热邪气,是发烧怕冷了,在这个柴胡剂里往来寒热呀,主要还是热。那么根据这个说柴胡主什么呢? 它既有无形的结气与这个有形的积聚,所以它治胸胁苦满,这个地方,它结气也好,有东西也好,在这个胸腹腔间呀,尤其它这个柴胡剂偏于治两胁。在这个地方的满,苦满,苦满就是满之甚也,以满为苦,它治这个。同时它还能够去热,它是一种解热药,它是有一个舒气行滞的这么一种解热药。那么它表现就是胸胁苦满了,在仲景这个书里并没有胸胁苦满,我们根据这个也知道它有胸胁苦满,那么它这个起什么作用呢? 推陈致新,它能去这个陈旧的腐秽东西而致其生新,所以这个是柴胡这个药从《本经》上来看它起的作用,这个我们得知道。

　　有些人认为柴胡又是升提了，又是发散了，这是错误的。所以我们研究柴胡剂，首先柴胡这个主治必须搞清楚。小柴胡汤这个方子以柴胡为主，同时呢，它佐以黄芩，这个黄芩是苦寒药了，是除热解烦的，佐以黄芩就是为除热解烦的。同时这个药呢还有半夏、生姜，就是小半夏汤了，这个咱们知道它治呕，这个半夏下气治呕，它也祛水气。生姜治呕这个都知道了。它搁半夏、生姜就是治呕。停饮停水而发生呕逆，所以这时里头搁个半夏、生姜。那么另外它有些健胃的药，人参、甘草、大枣，这个是很重要的。（《胡希恕〈伤寒论〉讲座》）

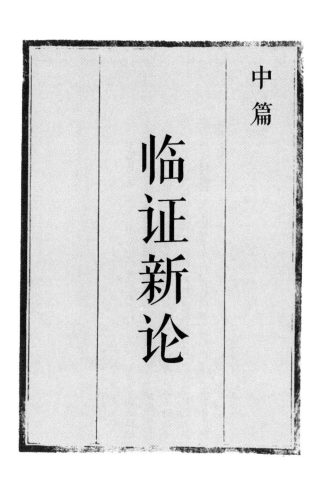

中篇

临证新论

本篇从三个部分对小柴胡汤的临证进行论述：第一章临证概论对古代和现代的临证运用情况进行了梳理；第二章介绍经方的临证思维，从临证要点、与类方的鉴别要点、临证应用调护与预后等方面进行展开论述；；第三章为临床各论，从内科、妇科、男科等方面，以医案精选为基础进行细致的解读，充分体现了中医「异病同治」的思想，为读者提供广阔的应用范围。

第一章　小柴胡汤临证概论

第一节　古代临证回顾

　　"伤寒诸方,唯小柴胡汤为用最多,而诸病屡称述之"。历代医家对本方的应用经验早已精彩纷呈。有以胁痛为主症的,如许叔微治董启贤病伤寒数日,两胁挟脐痛不可忍,或作奔豚治之。许预之曰:非也。少阳胆经,循胁入耳……小柴胡汤主之。三投而痛止,续得汗解(《伤寒九十论》)。有以口苦咽干为主症的,有以汗出异常为主症者,《金匮要略·妇人产后病脉证治》载本方治疗"产妇喜汗出"。

第二节　现代临证概述

一、单方妙用

　　夏仲方治一男性患者,41岁。患者一踏进诊室,突然颜面涨得通红,满头大汗如雨,边拭边诉,要求医生治的就是现在表现出来的出汗病。不仅头面如此,而且衬衫也湿透了。在吃饭、讲话、工作紧张时就会暴发出来。但奇怪的是,下半身毫无汗出,反觉皮肤干燥难过。在晚上睡觉和白天休息时,从不出汗。患此症已经有十余年。胃口好,二便正常。中医辨证:望其身材不高大而肌肉相当结实;听其声语,不怯弱;察其舌,舌尖红,左侧有一点青暗色,舌苔薄白,诊其脉,两手均弦如张弓。以小柴胡汤全方主之。

处方:柴胡6g,黄芩3g,半夏9g,炙甘草3g,太子参9g,生姜2片,大枣5枚。

7剂后,异常紧张的状态转为安静,颜面不似以往的发热,出汗亦减少。连服月余,诸症皆除。

欠数道明治一网状内皮组织增生症。患者4岁发病,曾诊断为白血病,最后诊断为本病。患者经常发高热,体温38~40℃,有时关节红肿,面色苍白,贫血显著,颈、腋下和腹股沟淋巴结肿大,全腹饱满,尤以心窝部明显有抵抗与压痛,二便正常,脉浮数。脾肿5.0cm,肝肿5.0cm,血红蛋白45%,红细胞2.72×10^9/L,白细胞6.7×10^9/L。经抗生素、激素等治疗无效。投小柴胡汤,1个月后状况好转,2个月后体温正常,淋巴结缩小,精神及面色好转。以后又与连珠饮合用,8个月后获愈。停药观察13年未复发。

二、多方合用

本方在临床中应用广泛,常与其他经方、后世方合方应用。与经方合方举例如下:

本方合小青龙汤、苓甘五味姜辛汤、射干麻黄汤、厚朴麻黄汤等含姜、细辛、半夏、五味子的方剂有治疗以咳嗽、咳出稀白痰、脉弦、苔腻为主要症状的慢性呼吸系统炎症等。本方合麻杏石甘汤治疗咳吐黄痰的慢性呼吸系统疾病。本方合五苓散、苓桂术甘汤、苓桂甘枣汤等苓桂剂治疗以心悸、纳少、舌淡暗、苔白腻或水滑为主要症状的疾病。本方合酸枣仁汤治疗以心烦、心悸、失眠、时时自汗、发热为主要症状的甲状腺功能亢进症。本方合旋覆代赭汤治疗以时时嗳气为主要症状的消化系统疾病。本方合甘麦大枣汤治疗以脏躁、情志异常为主要症状的围绝经期综合征等。

本方与后世方剂的应用举例如下:

本方合五味消毒饮治疗单核细胞综合征。本方合左金丸治疗以胃脘痛、饱胀、乏力、脉弦、苔腻为主要症状的慢性胃病等。本方合二仙汤治疗围绝经期高血压综合征。本方合止嗽散治疗以咳嗽、有痰为主要症状的各种原因引起的咳嗽。本方合血府逐瘀汤治疗以舌质暗、苔白腻,头部、胸部刺痛为主要症状的偏头痛。本方合温胆汤治疗以食少、便溏、脉弦、苔腻、吐稀白痰量多为主要症状的消化、呼吸系统疾病。本方合蒿芩清胆汤治疗各种原因引起的恶心、呕吐等。本方合升降散治疗以气机升降出入不畅为主的病症。

三、多法并用

小柴胡汤体现中医方剂八法"汗""吐""下""消""和""清""温""补"中的和法。在临床当中,往往患者的病情比较复杂、证候不一,所以我们需要多法协同运用,以获得更好的疗效。临床上小柴胡汤的适应证患者中除了有《伤寒论》第96条和其他散在的条文所说的症状"往来寒热,胸胁苦满、嘿嘿不欲饮食、心烦喜呕""或渴,或腹中痛,或胁下痞硬,或心下悸、小便不利,或不渴、身有微热,或咳者""胁下满、手足温""经水适断,热入血室""不大便而呕,舌上白苔"往往兼有肝木乘土,脾胃失运导致的气机不畅、饮食积滞、湿浊内生的症状,如嗳气、泛酸、大便难或大便偏黏等症状。

第二章　小柴胡汤方临证思维

第一节　临证要点

　　小柴胡汤在《伤寒论》条文中出现的症状有"胸满胁痛""胸胁苦满""嘿嘿不欲饮食""心烦喜呕""胸中烦而不呕""渴""腹中痛""胁下痞硬""心下悸""小便不利""不渴""身有微热""咳""休作有时""面目及身黄,颈项强,小便难""经水适断,热入血室""大便溏,小便自可""不大便而呕,舌上白苔""伤寒差,以后更发热"等。看似繁多,但要把握住"但见一证便是"这一原则。这里的一证,是指柴胡证。柴胡证有几个代表症状:"胸胁苦满""往来寒热""休作有时""胸满胁痛"。

　　另外,小柴胡汤证的患者脉象应该偏弦,舌苔忌舌光无苔,舌质不宜见到大红舌。"脉弦"是小柴胡汤的主要和重要的典型的脉象。

第二节　与类方的鉴别要点

　　小柴胡汤和桂枝汤相比,都既可用于治疗外感,又可用于治疗内伤诸症。既可解表,又可和解。从治疗外感病上看,与麻黄证相比,都是体质偏弱,有气血稍稍不足的方面。但桂枝汤证的患者脉象偏弱或偏迟;小柴胡汤证患者的脉象偏弦。桂枝汤证患者的舌苔不宜腻苔,小柴胡汤证患者的舌象多为白腻苔。典型的小柴胡汤证的热型是往来寒热。小柴胡汤证的消化道反应、情志的异常更为明显,有"胸胁苦满,嘿嘿不欲饮食,心烦喜呕",桂枝汤证有干呕。在治疗内伤杂病中,二者区分不如外感明显。而且柴胡体质、桂枝体质,柴胡证、桂枝证往往相兼。主要还是通过舌象、脉象和腹部的切诊与症状上微妙的差别来判断。主观症状上患者的口苦往往是小柴胡汤的重要依据。小柴胡汤、桂枝汤在临床实际中有时不宜分别,有时往往选择合方,即柴胡桂枝汤。

小柴胡汤和柴胡桂枝汤,从功效角度上看,柴胡桂枝汤与小柴胡汤相比,不仅可以和解少阳,还可以调和营卫。主治病的病机:邪入少阳,太阳经证未去。本方比小柴胡汤多了桂枝证,同时柴胡证有所减轻。原文中说"发热微恶寒,支节烦疼,微呕,心下支结,外证未去"。"支节烦疼",是说关节似疼非疼、似酸非酸,烦热不适。"心下支结",是说胸胁间似有东西顶搁着,如痞满而似有形。柴胡桂枝汤证实际是小柴胡汤证与桂枝汤证的结合体,但程度比较轻。小柴胡汤证与柴胡桂枝汤证都有自汗,但小柴胡汤证的精神神经系统症状比较明显。柴胡桂枝汤证多见腹痛,腹诊腹部肌肉比较紧张,而小柴胡汤证则无腹痛,腹部软弱,但以食欲不振为主。

柴胡桂枝干姜汤和小柴胡汤相比,多了桂枝证和干姜证。往来寒热,可以表现为寒热交替的自我感觉,也可以表现为发热持续,疾病反复迁延。或有自汗盗汗,或出现局限的多汗,如《伤寒论》提出的"但头汗出"。胸胁满,提示本方证可以有自觉的胸胁满闷感,也可以是他觉在胸胁部、两胁下、颈项部、腋下、腹股沟等处(柴胡带)的结块、肿物。日本医家中田敬吾先生的经验,用手指按压胸骨,患者常有极为敏感的触痛,常可作为识别柴胡桂枝干姜汤证的方法之一。口渴,是一种感觉;口干,是他觉症状。患者常有口苦、口臭、口黏腻的主诉。这种口渴、口干的症状,在精神紧张时、情绪低落时,还有失眠后明显或加重。

小柴胡汤和柴胡加芒硝汤,差在燥屎。柴胡加芒硝汤在小柴胡汤的基础上加上芒硝。

　　小柴胡汤和大柴胡汤相比,去甘草,加入大黄、枳实、芍药,生姜剂量加大。因此,大柴胡汤证的发热、呕吐、胸胁苦满等主症,较小柴胡汤证更为严重,并有"热结在里"证与"郁郁微烦"的证候。热结在里,指里实热证,即是既有便秘、腹胀、腹痛或热结旁流、利下臭秽稀水等的里实证,又有身热、口干、舌面干燥、烦躁、舌红苔黄的热证。郁郁微烦,是精神心理症状,如抑郁、焦虑、易怒、烦躁乃至狂躁、精神错乱等。从腹诊上也可以鉴别大柴胡汤、小柴胡汤两方,大柴胡汤证可以见到心下急、心下痞硬、心下按之满痛。心下急,指剑突下三角部位拘紧感或窒闷感;心下痞硬,指按压见腹肌紧张;心下按之满痛,是大柴胡汤证的重要客观指征。医生在按压上腹部以及右胁下时,常常有比较明显的抵抗感和压痛。胆胰疾病多见此腹证。严重者,可见腹痛拒按;病情轻者,则可出现嗳气、腹胀等。

第三节　临证应用调护与预后

　　使用小柴胡汤时基本的注意事项应注意饮食宜清淡,忌生冷、油腻、辛辣、甘甜等食物。使用小柴胡汤时的患者多有情志不遂、抑郁,所以在服用小柴胡汤的同时应保持心情舒畅,避免不良情绪的刺激。同时也要根据患者需要治疗的疾病的不同,体质的不同,给予不同的调护指导。因柴胡升散,黄芩、半夏性燥,故阴虚血少者忌用。

第三章　临床各论

第一节　内科疾病

一、呼吸系统疾病

1. 哮喘

哮喘是一种常见的发作性呼吸系统疾病,西医认为它是由于气管或支气管对各种刺激物反应增高而引起的广泛气管狭窄或阻塞,出现反复发作喘息、呼吸困难、胸闷、咳嗽等症状。常由吸入花粉、尘埃、冷空气或上呼吸道炎症诱发,偶有运动和药物诱发。中医认为哮喘乃因肺、脾、肾三脏功能不足,水湿内聚为痰饮,遇外邪引动而发,痰随气升,气因痰阻,相互搏结,阻于气管,肺失宣肃而出现咳喘痰鸣,甚则不能平卧,胸闷,咳痰不爽等症。目前,临床治疗哮喘多采用清热平喘,化痰平喘,补气平喘,温肾纳气,宣肺平喘等方法,有些医家通过辨证施治,用小柴胡汤和解平喘治疗哮喘,也可获得显著疗效。

医案精选

◎案

张某,女,42 岁。2005 年 4 月 13 日初诊。患"支气管哮喘"已 10 年余,病情时轻时重,反复发作。近 1 个月来,每于夜间哮喘发作,需吸舒喘灵气雾剂方可缓解。患者精神紧张,睡眠不佳,晨起时口苦,近半年来月经滞后,量少色暗,舌质淡红,苔薄白,脉弦细。中医诊断为喘证。辨证为少阳枢机不利、肝肺气郁、瘀血内阻。治以和解少阳、疏肝理肺、活血化瘀。方用小柴胡汤合桂枝茯苓丸加减。

处方：柴胡15g，黄芩10g，紫苏子15g，甘草10g，生姜10g，大枣10g，丹参30g，桃仁10g，桂枝10g，赤芍20g，厚朴10g，杏仁10g，牡丹皮10g。7剂，日1剂，水煎服。

二诊：服上药7剂后，喘息胸闷症状大减，停用舒喘灵气雾剂，唯仍感胸部不适，有气促感，精神好转，口已不苦，月经量多、色红，舌质淡红，苔薄白，脉沉细弦。方用血府逐瘀汤加减。

处方：柴胡10g，枳壳10g，杭芍10g，甘草10g，桃仁10g，红花10g，生地黄20g，当归10g，厚朴10g，杏仁10g。7剂，日1剂，水煎服。

上药服完之后，诸症消失。

按 哮喘之病难愈，多因痰饮、瘀血伏于肺底膈间，每于外感或异味吸入而诱发。因此，治疗哮喘必以涤除膈间痰饮瘀血方为治本之法。此患者胸满、口苦、脉弦，为少阳枢机不利，肝气郁结，气机失畅，兼挟瘀血阻滞肺经，肺气失于宣降而致哮喘病作。其月经滞后、色暗量少，乃肝失疏泄、瘀血内滞之证已明。故拟小柴胡汤合桂枝茯苓丸加减，使少阳枢机得利，肝疏肺畅，瘀血潜消，哮喘之症自然平息。

◎案

冯某，女，34岁。因"反复发作痰鸣气喘14年，再发1天"就诊。曾经某三级甲等医院经查气管反应试验，确认为"支气管哮喘"。此次就诊时喉间哮鸣有声，呼吸气促困难，言语不能连续完善表达整句，症状于平卧时加重，胸满憋闷，纳食减少，二便基本正常。体格检查：双肺可闻及弥漫哮鸣音，未闻及湿啰音，呼吸音偏低，心率（HR）102次/min，律齐，未闻及病理性杂音。舌质微暗红，苔白，脉弦细微。余体征未见明显异常。西医诊断为支气管哮喘。中医诊断为喘证。辨证为少阳枢机不利、阳气不振、瘀血阻肺、肺气失宣。治以疏解少阳、健脾益肺、活血化瘀。方用小柴胡汤加减。

处方：柴胡12g，黄芩10g，党参10g，法半夏9g，白芍15g，地龙6g，枳壳10g，椒目6g。日1剂，水煎频服，不限次数与用量，喘停即可停服。

患者两剂症状明显缓解，双肺未闻及哮鸣音，后以减量小柴胡汤加健脾益肺之品沿用,发作次数明显减少。

按 哮喘之病难愈,多因痰饮,瘀血伏于肺底膈间,每于外感或异味吸入而诱发。此患者胸满、脉弦,为少阳枢机不利之象,舌质微暗红为阳气不振、瘀血阻滞肺经,肺气失于宣降而致哮喘病作。故拟小柴胡汤加地龙、枳壳、椒目,使少阳枢机得利,瘀血潜消,哮喘之症自然平息。

2. 慢性支气管炎

慢性支气管炎是指气管、支气管黏膜及其周围组织的慢性非特异性炎症。临床上以长期咳嗽、咳痰或伴有喘息及反复发作为特征,部分患者可发展成阻塞性肺气肿、慢性肺源性心脏病、支气管扩张等。主要原因为病毒和细菌的重复感染形成了支气管的慢性非特异性炎症。当气温骤降、呼吸道小血管痉挛缺血、防御功能下降等利于致病;烟雾粉尘、污染大气等慢性刺激亦可发病;吸烟使支气管痉挛、黏膜变异、纤毛运动降低、黏液分泌增多有利感染;过敏因素也有一定关系。

本病属中医学"咳嗽"范畴。多因外感六淫邪气,或脏腑内伤,功能失调,或其他脏腑病变累及于肺,肺气不清,失于宣肃所致。本病是内科病症中最为常见的,发病率高,以慢性支气管炎为例,患病率为3%～5%,50岁以上患病率可急剧上升至10%～15%,尤以寒冷地区发病率更高。中医中药治疗本病有较大优势,积累了丰富的治疗经验。

医案精选

◎案

王某,男,58岁。2005年8月18日初诊。患者长期咳嗽、咳痰或伴有喘息20余年。患者于1个月前因劳累过度而出现咳嗽、吐稀白痰,量不多,畏寒喜暖,舌苔黄腻,脉浮紧而弦。体格检查:双肺听诊呼吸音稍低,闻及干湿性啰音。西医诊断为慢性支气管炎。中医诊断为咳嗽。辨证为肺阴亏耗、肝气郁滞。治以和解枢机、温化寒饮。方用小柴胡汤合苓甘五味姜辛汤加减。

处方:柴胡15g,黄芩9g,半夏9g,人参6g,炙甘草6g,茯苓15g,细辛6g,五味子6g,生麻黄6g,生姜9g,杏仁9g,生石膏30g,射干10g。7剂,日1剂,水煎服。

服药7剂后,症状基本消失,巩固治疗2周,病愈。

按 "伤寒五六日,中风……或咳者,小柴胡汤主之"。同时"但见脉弦一证便是"。又因为是寒饮、患者平素畏寒喜暖,故加入苓甘五味姜辛汤。

3. 肺结核

肺结核是结核分枝杆菌(简称结核杆菌)引起的慢性肺部感染性疾病,其中痰中排菌者称为传染性肺结核。结核杆菌可累及全身多个器官,但以肺结核最为常见。本病病理特点是结核结节和干酪坏死,易形成空洞。临床上多呈慢性过程,少数可急起发病。常有低热、乏力等全身症状和咳嗽、咯血等表现,是严重危害人类健康的一种具有传染性的慢性消耗性疾病。主要经呼吸道传播,传染源是排菌的肺结核患者。随着人们的生活水平不断提高,结核已基本控制,但近年来,随着环境污染和艾滋病的传播,结核又卷土重来,发病率愈演愈烈。

本病属中医学"肺痨"范畴,中医治疗肺痨着眼于从整体上辨证论治,针对患者不同体质和疾病的不同阶段,采取与之相应的治疗方法,目前临床上多结合抗结核西药治疗,可以达到标本兼顾、恢复健康的效果。

医案精选

◎案

杨某,男,28岁。2001年8月28日初诊。主诉:干咳,午后低热1个月。患者于1个月前因劳累过度而出现干咳、午后低热,未予重视,近日又觉晨起恶寒肢冷,面颊潮红,盗汗,即来就诊。体格检查:左肺听诊呼吸音稍低,未闻及干湿性啰音,右肺正常。X线胸片示:肺门淋巴结增大。结核菌素试验呈弱阳性。西医诊断为肺结核初期。中医诊断为咳嗽。辨证为肺阴亏耗。治以和解少阳、滋阴清热,兼以止咳。方用小柴胡汤加味。

处方:柴胡15g,黄芩9g,半夏9g,人参6g,炙甘草6g,玄参15g,川贝母9g,牡蛎15g,夏枯草30g,生姜9g,大枣4枚。5剂,日1剂,水煎服。

二诊:服上药5剂后,症状基本消失,巩固治疗2周,病愈。

按 本案肺结核患者,之所以不诊断为"肺痨",是因为病之初起,而未成"痨"。患者病由劳累过度引起,劳则气耗,肺气不足,肺阴亏耗,肃降无权,气逆为咳。肺金克肝木,肝胆相表里,肺气不足,则胆火上扰,邪停半表半里之间,故用小柴胡汤加滋阴清热、止咳之品,较之单用益肺气、养肺阴之方剂,疗效更满意。

4. 支气管扩张

支气管扩张是指一支或多支近端支气管和中等大小支气管管壁组织破坏造成不可逆性扩张,它是呼吸系统常见的化脓性炎症。主要致病因素为支气管的感染阻塞和牵拉,部分有先天遗传因素。其典型症状为慢性咳嗽伴大量脓痰和反复咯血。咯血可反复发生程度不等,从小量痰血至大量咯血,咯血量与病情严重程度有时不一致。支气管扩张咯血后一般无明显中毒症状。中医认为本病的根本病机为火热熏灼肺络,受损肺络难以复原,故潜伏病机始终存在。一般肺热壅盛,肝火犯肺等证候,以邪实为主,在初期、中期治疗及时,调理得当,病情得以控制者,预后较好。如反复发作或久治不愈,大量咯血,形成阴虚火旺证候者,预后较差。

医案精选

◎案

柳某,男,38岁。1989年5月4日初诊。患支气管扩张症4年余,长期咳嗽,反复咯血。近来因操劳过度,复感风寒,突发咳嗽咯血,量多色鲜红,间夹脓痰,伴见头晕眼花,面色少华,神疲体乏,二便调,舌红,苔薄白,脉弦细数。胸透提示支气管阴影加深。西医诊断为支气管扩张咯血症。中医诊断为咯血。辨证为气血两虚、肺失宣降。治以益气养血止血、宣肺化痰止咳,辅以西药止血、镇静及抗感染等。经治半月,咳嗽咯血好转,但停药后咯血又现,伴见失眠多梦、口干口苦之症。本案例若一味从肺从补治疗,则收效不显。当以和解为治,遂予小柴胡汤化裁。

处方:柴胡、黄芩、法半夏、生姜、桔梗、阿胶(烊化)各10g,党参、川贝母、当归、白及、陈皮各15g,炙黄芪20g,大枣12g,炙甘草6g。2剂,日1剂,水煎服。

二诊:服上药2剂后,诸症大减,遂守上药,再进4剂。

三诊:服上药4剂后,诸症消失。继以上药去白及、川贝母、桔梗、生姜,加生地黄、熟地黄各10g,白术、白芍、麦冬各15g,前后加减治疗10余剂,咯血咳嗽消失而愈。随访2年,未见复发。

按 支气管扩张之病难愈,多因痰饮,瘀血伏于肺,灼伤肺之气阴。此案患者口干口苦,从前一味从肺从补治疗效果不好,同时患者为弦脉,故可能因为少阳枢机不利,面色少华,神疲体乏,二便调,舌红,苔薄白,脉细数为气阴两虚之象。故拟小柴胡汤使少阳枢机得利,加川贝母、当归、白及、炙黄芪、大枣、炙甘草补肺的气阴,加陈皮理气化痰,补而不滞,症状自然平息。

5. 胸膜炎

胸膜炎又称"肋膜炎",是胸膜的炎症。胸膜炎是致病因素(通常为病毒或细菌)刺激胸膜所致的胸膜炎症。胸腔内可有液体积聚(渗出性胸膜炎)或无液体积聚(干性胸膜炎)。炎症消退后,胸膜可恢复至正常,或发生两层胸膜相互粘连。由多种病因引起,如感染、恶性肿瘤、结缔组织病、肺栓塞等。结核性胸膜炎是最常见的一种。干性胸膜炎时,胸膜表面有少量纤维渗出,表现为剧烈胸痛,似针刺状,检查可发现胸膜摩擦音等改变。渗出性胸膜炎时,随着胸膜腔内渗出液的增多,胸痛减弱或消失,患者常有咳嗽,可有呼吸困难。此外常有发热、消瘦、疲乏、食欲不振等全身症状。临床上胸膜炎有多种类型,以结核性胸膜炎最为常见。

中医学没有胸膜炎这一病名,可根据临床表现归属于"咳嗽""悬饮""胁痛""肺痈"等病。其发病机制,常因外邪侵犯肺脏,致使肺失宣降所致。肺气不降,肺气上逆,则表现为咳嗽、胸痛;肺失通调,水饮停滞则见胸水等症。治疗重在泻肺行水,化痰排脓。近年来有些医家通过辨证发现邪在半表半里,导致少阳枢机不利者,用小柴胡汤和解少阳,疗效显著。

医案精选

◎案

郑某,男,20岁。2000年3月15日初诊。10天前自觉受凉后出现寒战高热,咽痛,当时测体温39℃以上,经抗感染、解热治疗,药用青霉素、先锋1号、安痛定等,效果不佳,体温时高时低,5天后出现咳嗽、胸痛。查X线胸片提示右侧胸腔积液。给予胸腔穿刺,抽出脓液约 300ml,实验室检查白细胞(WBC)4.5×10^9/L,李凡他反应(＋),涂片为革兰阳性菌,继续用抗感染治疗。在治疗期间,患者的体温在 37.5～38.5℃,咳嗽为著,气急,每天抽胸水 100～200ml,为了控制咳嗽及发热,特邀中医会诊。症见:发热,恶寒,咳嗽,气急,咳痰色黄而稠,右侧胸痛,强迫体位,舌质略红,苔白腻,脉浮弦。中医诊断为肺痈。辨证为风温时邪,壅结于肺。治以宣肺清解、化痰排脓。方用小柴胡汤加减。

处方:柴胡 15g,半夏 10g,黄芩 10g,太子参 10g,连翘 15g,芦根 30g,紫苏叶 10g,冬桑叶 10g,薄荷 6g,瓜蒌 15g,浙贝母 10g,苦杏仁 6g,桔梗 6g。2 剂,日 1 剂,水煎服。

二诊:服上药 2 剂,体温未超过 38℃,B 超提示胸腔未探及明显积液,故停止胸穿。继服上药 5 剂。

三诊:服上药 5 剂后,体温恢复正常,偶见咳嗽,吐稀白痰,量少,易咳出,胸痛消失,唯感全身乏力,纳差,舌质略红,少苔,脉弦细。

处方:柴胡 10g,黄芩 10g,太子参 10g,麦冬 10g,沙参 10g,百合 10g,瓜蒌 10g,浙贝母 10g,连翘 15g,芦根 30g,焦山楂、焦神曲、焦麦芽各 10g。

服上药 10 余剂,诸症恢复正常。

按 本病为风热之邪犯胸肺,故发热,恶寒,咳嗽,气急,咳痰色黄而稠,少阳枢机不利,故见脉浮弦。治以宣肺清解、化痰排脓、和解少阳。

◎案

某,男,38 岁。2003 年 10 月 28 日初诊。以"胸痛、胸闷伴恶寒发热 4 天"为主诉。自诉患病后伴头晕、呕吐、四肢无力。体格检查:双下肺叩诊浊音,听诊双下肺呼吸音消失,HR 76 次/min,律齐。舌质红,苔白腻,脉弦数,X 线检查提示:渗出性胸膜炎。四诊合参,中医诊断为悬饮。治以和解少阳、化湿理气。方用小柴胡汤加减。

处方:柴胡 12g,黄芩 12g,清半夏 12g,瓜蒌 12g,木通 9g,紫苏梗 12g,炒白芥子 12g,青蒿 18g,薤白 12g,甘草 6g,生姜为引。5 剂,日 1 剂,水煎服。

二诊:服上药 5 剂后,胸痛、胸闷及发热明显减轻,守上药加减共服 31 剂,临床症状消失,X 线检查:胸腔积液已完全吸收,临床治愈。

按 本病为邪犯胸肺,致少阳枢机不利,故见胸痛、胸闷,热郁少阳,则见发热,邪入少阳,湿与邪结,影响三焦水分的通调,故水饮停于胸胁。治以和解少阳、化湿理气。

◎案

武某,女,学生。患者事不顺,于半月前以发热胸痛为主症住院治疗,西医诊断为结核性胸膜炎,曾抽胸水1次(500ml之多)医治半月症状消失,带药出院治疗调养。回家后又复发热,T 39～40℃,胸胁胀痛满闷,不能平卧,嗳气,善太息,纳呆,苔薄黄润,脉弦。中医诊断为悬饮。辨证为肝郁气滞、少阳失和、水饮停留。治以疏肝气、畅枢机、逐水饮。方用小柴胡汤加减。

处方:柴胡12g,白芍10g,半夏10g,黄芩10g,白芥子12g,郁金12g,川楝子12g,枳壳10g,三棱6g,莪术6g,旋覆花12g,生姜3片,大枣4枚。1剂,水煎服。

二诊:服上药1剂后,发热已退,诸症也有所减轻,停用西药,守原方再进3剂。

三诊:服上药3剂后,症状大减,食欲不佳。去三棱、莪术,加当归、茯苓、白术,继服6剂。

四诊:X线检查,胸膜粘连有少量液体,患者感胁下不适,时有胸闷、嗳气,前方加红花又进5剂。X线检查,胸膜粘连(-),上药又进2剂,痊愈,随访至今未复发。

6. 感冒

感冒包括普通感冒及流行性感冒。由鼻病毒、肠病毒、冠状病毒、副黏病毒、腺病毒、疱疹病毒、呼吸道合胞病毒等多种病毒以及流感病毒(分甲、乙、丙三型)所引起。临床表现:普通感冒症状轻,可有喷嚏、鼻塞、流涕、咽部干痒作痛、声音嘶哑或咳嗽;还可有低热、乏力、纳减、全身酸痛等症状。流行性感冒病重,起病急,全身中毒症状明显,有高热、畏寒、全身酸痛、头痛、乏力等,可见咳嗽、咳痰、胸痛、恶心、呕吐、腹泻等。

感冒在中医学属于"感冒""时行感冒""温病"等范畴,一般由于六淫、时行病毒侵袭人体而致病,以风邪为主因。至于外邪侵袭人体,是否引起发病,关键还在于机体正气的强弱,同时与感邪的轻重有一定的关系。治疗应遵"其在皮者,汗而发之"之义,采取解表达邪的原则。根据临床实践证实,小柴胡汤可治疗感冒。

医案精选

◎案

王某,男,48 岁。1999 年 9 月 11 日初诊。5 天前突遇风寒,翌日即感头晕头痛,鼻塞流涕,周身关节酸痛,一阵发冷,一阵发热,恶心欲吐,胃口不开,脘腹胀闷。2 年前胃镜检查为"慢性浅表性胃炎"。舌淡红,苔薄白,脉弦数。中医诊断为感冒。辨证为体虚之人复感风寒。治以和里解表、扶正祛邪。方用小柴胡汤加菊花、桑叶、荆芥各12g,服上药 3 剂症状明显好转,5 剂痊愈。

按 小柴胡汤是治疗感冒的常用方剂,其发热病机为外感风寒或疫毒之邪,兼挟寒热病邪,初起太阳,常传少阳,波及阳明,因邪正相争而见发热。故治以和解枢机,清外邪。小柴胡汤和解少阳,和里而解外,扶正以祛邪,加用桑叶、菊花辛凉解表祛邪,加荆芥辛凉附辛温法,使邪祛正复,热退病解。

◎案

刘某,男,20 岁。发热头痛,肢体酸楚疼痛 4 天;曾服土霉素、安乃近不解,现往来寒热,不欲饮食,喜呕,肢痛,舌苔白,脉弦。中医诊断为感冒。辨证为邪在少阳。方用小柴胡汤加减。服药 2 剂,体温正常,无寒热往来,但有肢痛,乏力。原方去生姜,加羌活 15g、荆芥 10g,继服 2 剂后痊愈。

二、循环系统疾病

1. 冠心病

冠心病是冠状动脉粥样硬化性心脏病的简称,冠状动脉供应心脏自身血液,冠状动脉发生严重粥样硬化或痉挛,使冠状动脉狭窄或闭塞,导致心肌缺血、缺氧或梗死的一种心脏病。冠心病的主要临床表现是心肌缺血、缺氧而导致的心绞痛、心律失常,严重者可发生心肌梗死,使心肌大面积坏死,危及生命。本病是严重危害人类健康的慢性疾病,是多数发达国家和许多发展中国家成人的主要死亡原因,也是导致医疗费用快速增长的主要原因。

本病属中医学"胸痛""胸痹"范畴,多是由于正气亏虚,痰浊、瘀血、气滞、寒凝导致心脉痹阻所致,病位在心,病理变化表现为本虚标实,虚实夹杂,中医药治疗从整体出发,疗效显著,近年来受到越来越多的关注。

医案精选

◎案

李某,女,57岁。1998年5月16日初诊。发作性全身颤抖伴胸闷、气短1年余,加重1周。患者于1年前因精神紧张后出现全身颤抖伴胸憋、气短,每次发作持续10分钟左右,曾做心电图提示S-T异常,心肌供血不足,诊断为冠心病、心绞痛。1年内曾3次住院治疗,扩冠脉、降血脂、改善微循环等,症状时好时坏,每遇劳累、精神紧张,病情加重。症见:阵发性全身颤抖,胸闷,气憋,面色萎黄,时有头晕,呕恶,纳差,全身乏力,腰酸背痛,寒热交替出现,全身颤抖时微恶风寒,之后有汗出,自觉发热(但体温正常),舌质淡红,苔薄白,脉弦紧。中医诊断为胸痹。辨证为气机郁闭、脉络痹阻。治以调畅气机、宣痹通脉。方用小柴胡汤加减。

处方:柴胡10g,半夏10g,黄芩10g,太子参15g,紫苏梗10g,荆芥10g,羌活10g,瓜蒌15g,薤白10g,桂枝6g,陈皮10g,紫苏叶10g,甘草3g。3剂,日1剂,水煎服。

二诊:服上药3剂,全身颤抖基本消失,但时感胸闷,头晕,纳差,乏力,失眠,前方去荆芥、羌活、紫苏叶,加炒酸枣仁15g、竹叶10g、栀子10g、郁金10g。续服10余剂,诸症皆消,复查心电图正常,随访1年无发作。

按 冠心病,多因痰饮伏于心,心气心血不足。此案患者呕恶,寒热交替,脉弦紧为少阳枢机不利之象,证属气机郁闭,脉络痹阻。治以调畅气机、宣痹通脉。故以小柴胡汤加瓜蒌、薤白化痰浊,太子参、桂枝益心气,使少阳枢机得利,痰浊潜消,胸闷乏力气短之症自然平息。

◎案

孙某,男,48岁。1998年12月2日初诊。患者曾于2个月前因突发心前区疼痛,到某医院就诊,以急性前间壁心肌梗死住院1个月。出院后反复发作心前区疼痛,每以 6:30~7:30 发作。心电图示:S-T 段呈缺血性改变。舌下含化消心痛或硝酸甘油迅速缓解。曾服地奥心血康、利脑心、血栓心脉宁及静脉滴注路路通等,仍发作如前。诊时心前区疼痛定时发作,持续 10 分钟,精神不振,心烦,胸满,耳鸣,急躁易怒,口干,饮食乏味,牙龈出血。舌紫暗有血疱、苔厚色红(血染苔),脉弦涩。中医诊断为胸痹。辨证为少阳胆经郁热、痰浊瘀血内阻,兼见气阴两虚。急则治其标,缓则治其本。治以和解少阳,清少阳胆经郁热,兼顾化瘀祛邪及扶助正气。方用小柴胡汤加减。

处方:柴胡、黄芩、党参、黄芪各 15g,半夏 12g,郁金、竹茹、麦冬、生姜各 10g,大枣 7 枚。3 剂,日 1 剂,水煎服。嘱忌肥甘油腻辛辣之品。

二诊:患者自诉服药 1 剂后,晨起心前区疼痛减轻,3 剂后,未发心前区疼痛,又续服 3 剂。

三诊:疼痛未发,精神好转,诸症减轻,纳食增加,仍乏力气短。舌质淡紫,苔白厚,脉细弦而涩。辨证为气虚血瘀。

处方:黄芪 30g,五味子、红花、桃仁各 6g,竹茹、五灵脂、麦冬、柴胡、半夏各 10g,黄精、党参各 15g,郁金 20g,丹参 12g。5 剂,日 1 剂,水煎服。

随访至今,疼痛未发,心电图基本正常。

按 患者以心前区疼痛为主症,伴有头昏耳鸣,胸满心烦,不欲饮食,舌紫暗,脉弦涩等,当属胆经郁热,并挟痰、瘀。再以疼痛发作均在寅卯之间,此时为肝胆气盛之时,少阳证更无疑义。《素问·脉解》云:"少阳所谓心胁痛者,言少阳戌也。"故以小柴胡汤和解少阳,清泄胆热为主。加黄芪、麦冬增强扶助正气;加郁金、竹茹行气解郁,祛除痰瘀,以利血脉畅通。诸药相合,故疗效神速。

◎案

赵某,男,84 岁。1995 年 5 月初诊。4 天来患者从每晚子时起,胸中满闷,欲太息,之后稍缓,须臾复闷,至寅时周身凉,胃中冷,冷汗自出后周身发凉症缓,如此反复发作。来诊时纳差,舌质略红,苔黄腻,脉缓。T 36.5℃,HR 90 次/min,心电图示 S-T 改变。西医诊断为冠心病。中医诊断为胸痹。辨证为厥阴病厥热胜复,寒热错杂(以寒象为主),寒浊之邪上逆。治以吴茱萸汤加味。

处方:吴茱萸9g,人参9g,生姜18g,大枣4枚,炙甘草6g,肉桂6g,附子6g。1剂,水煎服。

二诊:诉服上药1剂后,诸症消失,寅时微热,口苦,咽干,舌质红,苔黄,脉弦。晨起时自测T 37.5℃。辨证为厥阴转出少阳。方用小柴胡汤原方。

处方:柴胡24g,黄芩9g,半夏12g,生姜9g,人参9g,炙甘草9g,大枣4枚。2剂,日1剂,水煎服。

三诊:服上药2剂后,口苦、咽干症愈,脉转平,体温如常。随访半年未复发。

按 《素问·至真要大论》曰:"厥阴何也?岐伯曰:两阴交尽也。"两阴交尽者,乃由太阴而少阴,终至厥阴,太阴之阴,少阴之阴,两阴交尽,故曰厥阴。厥阴为病,阳气衰微,阴寒最盛,夜半阴气隆盛,故子时最易发厥阴病。厥阴风木,内藏相火,孕育一阳之气,厥阴盛极,阳气必衰,阳气衰微,必有来复。厥阴少阳,脏腑相连。临床多有相互传变。本案患者于子时胸闷者,乃由厥阴寒盛,寒浊随郁木上乘阳位,胸阳被困所致。太息则气略舒,故意欲太息,须臾复闷。病起子时者,厥阴寒盛也。肝寒犯胃,则胃中冷,不欲食。寅时少阳气盛,蒸腾阴液则汗出,舌质略红,苔黄腻者,是为寒中有热之象。服吴茱萸汤以暖肝温胃,2剂后厥阴转出少阳,故服小柴胡汤2剂而愈。

◎案

张某,男,65岁。2008年6月9日初诊。患者有冠心病史5年,近3个月发作频繁,左侧胸部胀痛,有时刺痛,牵掣后背不适,多于夜间发作,伴有口苦咽干,心烦,乏力,大便干燥等。曾住院治疗,服心痛定、硝酸甘油等药症状缓解不明显。观其舌体胖,质淡红,苔薄白,脉沉弦。中医诊断为胸痹。辨证为肝气不疏、气虚、心血瘀阻。方用小柴胡汤加味。

处方:柴胡15g,黄芩9g,党参30g,半夏9g,炙甘草6g,大枣4枚,郁金15g,丹参30g,香附15g,瓜蒌30g,黄芪30g。3剂,日1剂,水煎分服。

二诊:服上药后,即感左胸部疼痛明显减轻,夜间发作次数减少,效不更方,又续服10余剂而症状好转。

按 本案患者胸痹有胸部胀痛、口苦咽干、心烦等症,故用小柴胡汤。《素问·六元正纪大论》曰:"木郁之发……民病胃脘当心而痛。"心主血脉,肝主藏血,主疏泄。本案患者由于情志抑郁,肝气郁结,气滞上焦,胸阳失展,血脉不和,而致胸憋心痛,故有心痛者,脉不通。故用小柴胡汤为主方加减,配伍黄芪、丹参、郁金以活血化瘀;香附、瓜蒌以宽胸理气。治疗本病用活血化瘀药固然重要,但宽胸理气药亦不可少,因为"气为血帅,气行则血行"。理气药要柔和,勿过分芳香刚烈。

◎案

赵某,女,52 岁。2000 年 2 月 21 日初诊。患冠心病 8 年余,经常服用扩张血管、降脂、营养心肌之剂,症状时轻时重。近因心情不畅,胸闷、胸痛时现,疼甚时窜连右胁,汗出气短,舌淡暗,苔白,脉弦细。心电图示:窦性心律不齐;下壁呈缺血性改变。中医诊断为胸痹。辨证为瘀血阻络。方用小柴胡汤加减。

处方:柴胡 10g,黄芩 10g,西洋参 12g(另炖),半夏 10g,炙甘草 12g,川芎 15g,香附 10g,延胡索 10g,生姜 3 片,大枣 3 枚。3 剂,日 1 剂,水煎服。

二诊:服上药 3 剂后,疼痛大减。宗上药继服 20 余剂,诸症消失。复查心电图:窦性心律;偶发室性期前收缩。将此方做成每袋 9g 重水丸,每次服 1 袋,日服 3 次,连服 2 个月,病情稳定无复发。

按 患者以胸闷、胸痛时现主症,伴有汗出气短,舌淡暗,苔白,脉弦细。当属胆经郁热,并挟瘀血阻络之证。《素问·脉解》云:"少阳所谓心胁痛者,言少阳戌也。"故以小柴胡汤和解少阳、清泄胆热为主,加川芎 15g、香附 10g、延胡索 10g 行气活血,以利血脉畅通。诸药相合,故疗效神速。

2. 病毒性心肌炎

病毒性心肌炎是常见的心血管疾病之一,虽然发病机制不完全明了,但严重者可出现心律失常,心力衰竭,甚至心源性休克等,严重危害、威胁人们的健康。病毒性心肌炎属中医"心悸""怔忡""胸痹"等范畴,其发病机制主要系由素体虚弱或劳累过度、耗伤正气、复感外邪,以风热邪毒为主,内壅心脉、损阴耗气所致。病毒性心肌炎,有起病数日或数周史,有胸痛、心悸,同时兼有原发感染症状,如咳嗽、身有微热等,急性期常兼见不同程度的寒热往来,咽红肿痛,口苦等症状,与《伤寒论》中原文"伤寒中风,有柴胡证,但见一证便是,不必悉具"甚为合拍。所以临床上用小柴胡汤加减治疗本病常能取得满意疗效。

医案精选

◎案

患者 1 周前患有感冒,后转为病毒性心肌炎,在当地医院救治,因效果不理想,转某部队医院,复检同前,调理月余后回家休息,经人介绍前来求诊。症见:脉弦,苔薄白,低热,T 38℃,嘿嘿不欲饮食,心悸、心烦。中医诊断为心悸。辨证为少阳证。方用小柴胡汤加味。

处方:柴胡 25g,黄芩 15g,半夏 10g,人参 10g,甘草 10g,贯众 15g,苦参 20g,虎杖 15g。6 剂,日 1 剂,水煎服。

若心悸甚,加五味子 15g、炒酸枣仁 15g、丹参 15g。

二诊:服上药 6 剂后,食欲好转,仍以上药继服 6 剂。

三诊:时低热、体痛消失,舌质淡红,脉缓弱,查心电图恢复正常。

按 通过临床观察,发现绝大多数心肌炎患者发病前均有邪毒感染病史。在急性期常兼见不同程度的寒热往来、咽红肿痛、口苦等症状,根据辨病与辨证结合的原则,选用小柴胡汤加味治疗,方中柴胡苦平,轻清疏散少阳之邪,并能疏气机之郁滞;苦寒之黄芩等,清泄少阳之热;半夏和胃逆止呕;人参补中益气,一者扶正以祛邪,一者益气以防邪;贯众、苦参、虎杖清热解毒、透表利咽,共奏祛邪顾正,标本兼治,证病兼顾之效。

◎案

张某,女,22 岁。胸闷、心悸,活动后加重 3 周余。自服谷维素、维生素 B₆、脑力宝等,症状未见明显改善,遂前来求诊。自诉 3 周前曾有淋雨史,当晚出现高热、寒战、恶心,服扑热息痛、速效伤风胶囊后症状缓解。翌日下午即出现胸闷、心悸、失眠。症见:舌边红,苔薄白,脉细微弱。查心电图示:心肌劳损(各导联 T 波低平甚至倒置)。西医诊断为病毒性心肌炎。中医诊断为心悸。辨证属肝郁化火、上扰心神。治以疏肝解郁、养心安神。方用小柴胡汤化裁。

处方:柴胡 9g,黄芩 20g,炙甘草 6g,法半夏、当归各 8g,酸枣仁、麦冬各 10g,首乌藤 15g,茯苓 12g。15 剂,日 1 剂,水煎分 2 次温服。同时配用西药营养心肌。

15 天后自觉症状消失,复查心电图正常。

按 病毒性心肌炎多因机体免疫力下降,心肌受邪而致。本案因风寒侵袭,阻滞少阳而发病,故首选和解少阳之小柴胡汤。方以柴胡、黄芩苦寒渗透,祛除少阳邪热;法半夏辛温通降;酸枣仁、茯苓、炙甘草、当归、首乌藤、麦冬养心安神。诸药合用,可使少阳枢机得利。

◎案

某,女,25 岁。患者半年前开始感脸胀、胸闷,行走快时觉心慌气短。曾做心电图显示有心肌损害,一直门诊治疗。自 3 月以来面部肿胀加重,动则心慌、气短,甚或有气喘、胸部刺痛感,多梦、不安眠。4 月 18 日门诊以"胸痛待查"收入住院。经检查 HR 81 次/min,BP 135/90mmHg,无特殊痛苦病容。神志清楚,查体合作。皮肤及巩膜无黄染,面部有轻度压陷性水肿,表浅淋巴结不肿大,气管居中,甲状腺不肿大。胸廓及呼吸动度对称,两肺未闻及干湿性啰音。心界不大,律齐,各瓣膜未闻及病理性杂音。肝脾未扪及。实验室检查:WBC 4.7×10^9/L,RBC 3.54×10^9/L,血红蛋白(Hb)68%,红细胞沉降率(ESR)8mm/h,中性粒细胞百分率(N%)72%,淋巴细胞百分率(L%)28%;尿常规:红细胞少许,上皮细胞(++);心电图检查:见各导联 T 波低平。患者弦细微数,舌苔薄白,舌质红。西医诊断为病毒性心肌炎。中医诊断为心悸。辨证为邪阻少阳。治以疏解少阳。方用小柴胡汤化裁。

处方:当归 9g,白芍 9g,柴胡 12g,黄芩 9g,半夏 6g,陈皮 9g,竹茹 9g,茯苓 12g,桑寄生 9g,炙甘草 3g。另用益元散 12g、香连丸 12g 与上药同煎服。

按 病毒性心肌炎多因机体免疫力下降,心肌受邪而致。本案因劳累,阻滞少阳而发病,故脉细微数。首选和解少阳之小柴胡汤。方以小柴胡汤疏解少阳,加以疏肝解郁。诸药合用,可使少阳枢机得利。

3. 频发性室性期前收缩

在窦房结冲动尚未抵达心室之前,由心室中的任何一个部位或室间隔的异位节律点提前发出电冲动引起心室的除极,称为室性期前收缩,简称室早。室性期前收缩是一种常见的心律失常,患者常诉说心悸、胸部有"撞击感"。在正常人群中,室早可因一般的因素而诱发,如吸烟、喝浓茶、饮酒、情绪紧张、过度疲劳、消化不良、血钾过低、甲状腺功能亢进症、服用某些药物等,有的甚至查不到任何原因。在器质性心脏病中,最常见于冠心病、风湿性心脏病、高血压性心脏病、心肌炎、心肌病及二尖瓣脱垂等。有时频发的室性期前收缩,会发展为室性心动过速,甚至发展为心室颤动,危及生命。根据临床表现,本病可按中医学"心悸""怔忡"论治。

医案精选

◎案

某,女,35 岁。2003 年 11 月 5 日初诊。心悸半年余,加重 1 周。患者平素易感冒,五心烦热,盗汗,半年前感冒后出现心悸胸闷,气短乏力,自服复方丹参滴丸效果不明显。1 周前患者又感冒,心悸胸闷加重,自觉心中空空然有下坠感,纳可,眠差,易醒,恐惧,二便调,舌红,少苔,脉结代。心电图示:频发性室性期前收缩。中医诊断为胸痹。辨证为瘀血内阻、痰火扰心。治以化痰宽胸、宁心安神。方用小柴胡汤加减。

处方:柴胡 9g,党参 9g,黄芩 9g,黄连 9g,半夏 9g,丹参 20g,玫瑰花 9g,白芍 15g,炒栀子 12g,百合 30g,泽泻 15g,黄柏 6g,生龙骨 30g,生牡蛎 30g,磁石 20g,炙甘草 6g。6 剂,日 1 剂,水煎服。

二诊:服上药 6 剂后,诸症减轻。

继服 24 剂后诸症尽除,复查心电图正常。

按 患者素有阴虚内火,因外邪犯肺,化热化火,内陷心包,心神不安致心悸。"心者,君主之官,神明出焉……胆者,中正之官,决断出焉"。心气安逸,胆气不怯,虽忽若有惊,或登高涉险,自可泰然处之。若心虚胆怯,则处事易惊,梦寐不宁,异象感惑,遂致惕惕然心中不安,发为惊悸,故惊悸之为病,当责之于心虚胆怯。故用小柴胡汤透达半表之邪,疏解气机,治疗心下悸。现代药理研究,黄连除具有清热解毒抗菌作用外,还能抗心律失常、抗心力衰竭、治疗病窦综合征,具有免疫调节等作用。

4.原发性高血压

高血压是以血压升高为主要临床表现的综合征,是一种世界性的常见疾病,可导致脑血管、心脏、肾脏的病变,是危害人类健康的主要疾病。根据国际上统一的血压标准（WHO/ISH，1999 年），高血压定义为收缩压 ≥ 140mmHg 和/或舒张压≥90mmHg。随着我国经济的发展，人民生活水平的提高，高血压已日益成为一个重要的公共卫生问题。但是高血压的发病原因迄今尚未阐明，普遍认为是在一定的遗传背景下由于多种环境因素参与使正常血压调节机制失代偿所致。

中医古代没有高血压的概念，根据其临床表现，可归属于中医学"眩晕""头痛"范畴。中医认为高血压发病与体质因素、情志因素和生活失调等有密切的关系，而以体质和情志失调更为重要。临床上用中医药防治该病具有较好疗效。

医案精选

◎案

王某，女，59 岁。2004 年 9 月 12 日初诊。患者近 3 年以来出现阵发性恶寒发热，伴眩晕、头痛、口苦、吐白痰。舌紫，苔白腻，脉沉弦。腹痛时发数年，与饮食有关。有高血压病史 11 年，血压（BP）170/110mmHg，服常用尼群地平控制。中医诊断为少阳病。辨证为邪在少阳。治以疏解少阳。方用小柴胡汤加减。

处方：柴胡20g，黄芩10g，半夏10g，党参15g，炙甘草10g，生姜20g，大枣10 枚，白芍30g，牡丹皮20g，石决明20g，代赭石20g。日 1 剂，水煎分 3 次口服。

二诊：2004 年 9 月 30 日。诉昨日 16:00、19:00 和 22:00 分别服药 1 次。16:00 服药后卧床休息 2 小时，醒来即感病情好转。今日眩晕明显减轻，头痛、口苦也有所减轻，身恶寒未发作，吐痰减少。舌偏紫，苔微腻，脉弦。原方再服 1 剂。

三诊：上述症状明显减轻，身冷未作，测 BP 142/86mmHg。改用滋水清肝饮（即六味地黄汤加柴胡、黄芩、当归、栀子等）标本兼治，巩固 1 个月未再复发。

按《伤寒论》第 263 条："少阳之为病，口苦、咽干、目眩也。"第 96 条"伤寒五六日中风，往来寒热，胸胁苦满，嘿嘿不欲饮食，心烦喜呕，或胸中烦而不呕，或渴，或腹中痛，或胁下痞硬，或心下悸，小便不利，或不渴，身有微热,或咳者,小柴胡汤主之。"患者目眩、口苦,为少阳病提纲证;阵发性恶寒,属寒热往来的特点;平素腹痛时发为其或然证之一。对于小柴胡汤的运用,第101条:"伤寒中风,有柴胡证,但见一证便是,不必悉具……"此案患者的主要脉症与少阳病相类,故以小柴胡汤加味治之。不但外感症状迅速缓解,而且血压明显下降(西药用量未变),体现了中医辨证论治的重要性和独特疗效。

三、消化系统疾病

1. 消化性溃疡

消化性溃疡是指在胃和十二指肠的慢性溃疡。发生在胃的溃疡称为胃溃疡,发生在十二指肠的溃疡称为十二指肠溃疡。溃疡病以反复发作的节律性上腹痛为临床特点,节律性疼痛与进餐有着密切的关系。除了疼痛不适外,还常伴有嗳气、泛酸、灼热、嘈杂、恶心等感觉,并可出现溃疡出血、穿孔、幽门梗阻等严重并发症,部分胃溃疡还可出现恶变。引起消化性溃疡的因素有饮食、吸烟、遗传、内分泌、致溃疡药物等。

本病属中医学"胃脘痛"范畴。其病变部位在胃,但与肝脾密切相关,常因感受外邪,饮食不节,忧思劳累等诸因素引起气机不利,胃失和降,脾胃虚损,气血运行受阻,不通则痛。基于这一特点,治以调畅气机、益气和胃、行气活血、祛瘀生新,从而达到通则痛止、胃和则安的目的。小柴胡汤是和解少阳枢机之剂,虽治在肝胆,但又顾及脾胃,故具有肝胃同治之功。治肝以防犯胃,治胃防止肝犯。肝胃同治,以复脾胃升降之机。

医案精选

◎案

张某,男,45岁。2006年7月20日初诊。上腹部疼痛1年6个月,曾经上消化道钡餐检查诊断为胃溃疡。在门诊做不规则治疗,胃痛时作时休。现胃脘隐痛,食后2小时左右明显,胃中灼热、泛酸,口渴不欲多饮,饮而不解渴,食量减少,吞酸,大便干结难解,小便黄。舌红,苔薄黄,脉弦细数。胃镜检查报告:胃体小弯侧溃疡。幽门螺杆菌检测阳性。中医诊断为胃痛。辨证为胃阴不足、肝郁气滞。治以滋养胃阴、疏肝理气。方用柴胡丹参饮加减。

处方：柴胡 10g，黄芩 9g，郁金 12g，茯苓 10g，制半夏 10g，沙参 10g，川楝子 10g，延胡索 10g，丹参 10g，檀香 3g，砂仁 6g，百合 12g，生牡蛎 15g，陈皮 10g。10 剂，日 1 剂，水煎服，早晚 2 次分服。

二诊：服上药 10 剂后，胃痛减轻，疼痛持续时间缩短，但胃阴虚症状不减，守上药加重沙参、百合用量，加黄连、制吴茱萸、蒲公英、白及、没药。

三诊：30 余剂后症状消失，胃镜复查溃疡愈合，幽门螺杆菌检测转阴。继上药嘱其隔 2 日服 1 剂，连服 2 个月，随访半年未复发。

按　本病属中医学"胃脘痛"范畴，且与"血证"有关，多因情志郁怒、饮食不节或外邪侵扰、药物刺激等，使脾胃失健，肝胃失和，胃肠气机紊乱，胃络受损而成胃溃疡，属于以经常性胃脘疼痛为主要表现的内疡类疾病。本病初期属气滞，迁延难愈则导致脾胃虚弱为主，且挟痰、湿、瘀等致病因素，气滞血瘀是本病的主要病机特点，故以行气止痛、活血化瘀、收敛制酸为大法。自拟柴胡丹参饮由小柴胡汤和丹参饮加减组成，方中以小柴胡汤为主，协调整体，疏利三焦气机兼和胃气；久病入血，气滞血瘀，丹参饮行气止痛、活血化瘀；郁金、川楝子、延胡索加强理气活血止痛；陈皮、制半夏、茯苓和胃化湿；生牡蛎制酸和胃；白及、没药生肌，收敛止血；沙参、百合养胃生津。诸药配伍，可以起到疏肝理气、行气止痛、活血化瘀、收敛固涩制酸之功效。

◎案

郑某，女，27 岁。1995 年 6 月 12 日初诊。中脘及右上腹痛反复发作 3 年余，经胃镜检查示"十二指肠霜斑样溃疡"，曾服西咪替丁、三九胃泰等药，时好时坏，缠绵难愈，近月发作加剧，胃脘痛连右胁，胸闷，食后腹胀，四肢乏力，口泛清水，大便爽，苔薄黄，脉弦细。中医诊断为胃痛。辨证为肝郁脾虚。方用小柴胡汤加减。

处方：柴胡 10g，党参 30g，黄芩 10g，法半夏 10g，甘草 6g，干姜 50g。5 剂，日 1 剂，水煎服。

二诊：服上药 5 剂后，中上腹痛和口泛清水明显好转，腹胀同前，上药加陈皮 10g，共服药 10 余剂，诸症悉除，随访半年未复发。

按 本案病位虽在胃,但论治在肝脾,用小柴胡汤意在调肝治胃,正如叶天士说:"凡醒胃必先治肝。"方中党参重用,意在补土生木,即"土衰而木以植"也。生姜改干姜意在温建脾阳,以植肝木。

◎案

陈某,女,47 岁。1992 年 9 月 28 日初诊。胃脘痛反复发作 20 余年,胃镜确诊为胃溃疡。症见:胃脘隐隐作痛,心烦,咽干,舌红少津,脉细数。中医诊断为胃痛。辨证为肝胃失和、胃阴亏虚。治以疏肝理胃、滋养胃阴。方用小柴胡汤加减。

处方:柴胡 15g,半夏 6g,黄芩 12g,党参 9g,甘草 6g,大枣 4 枚,白芍 12g,百合 20g,乌梅 12g。12 剂,日 1 剂,水煎服。

二诊:服上药 12 剂后,痛止,心烦,咽干明显减轻。上药去白芍、乌梅。再连进 10 剂。半年后胃镜复查提示胃溃疡已愈合。

按 本病初期属气滞,迁延难愈则导致胃阴亏虚为主,气滞阴虚是本病的主要病机特点,故以行气止痛、酸甘化阴为大法。自拟柴胡丹参饮由小柴胡汤加百合、乌梅组成,方中以小柴胡汤为主,协调整体,疏利三焦气机兼和胃气;百合、乌梅养胃生津。诸药配伍,可以起到疏肝理气、滋养胃阴之功效。

2. 胆汁反流性胃炎

胆汁反流性胃炎是临床常见病,约占胃炎的 24.2%。胆汁反流性胃炎又称碱性反流性胃炎,是由于原发性或继发性幽门功能紊乱或胃切除术后引起的胆汁和碱性肠液反流入胃,反复刺激胃黏膜,直接损害胃黏膜屏障,导致胃黏膜散在充血、水肿及多发性的胃黏膜糜烂、出血斑点,是浅表性胃炎的一个类型。随时间推移,可进一步引起胃黏膜萎缩和肠化生,也是萎缩性胃炎的病因之一。

胆汁反流性胃炎的主要症状,如胃脘胀满,疼痛连胁,口干,口苦,嘈杂等与"柴胡八证"极为相似。张仲景在《伤寒论》少阳篇之提纲云:"有柴胡证,但见一证便是,不必悉具。"而本病中医辨证的重点,在于肝失疏泄这个病理环节,治疗上应从疏肝和胃入手,以达到"治肝可以安胃"的目的。小柴胡汤虽为和解少阳而设,但其疏利肝胆、条达升降、疏通内外之功更有良效,深含殊义。

医案精选

◎案

吴某,男,38 岁。2000 年 6 月 23 日初诊。主诉:胃脘胀痛,心窝部阵发性烧灼感 2 年。经治疗效果不明显,经胃镜检查提示胆汁反流性胃炎。症见:胃脘部胀闷痛、嗳气、恶心呕吐、纳呆口苦,时有烧灼感,食后腹胀,神疲乏力,大便时干时溏,舌苔薄黄,脉弦细数。中医诊断为胃痛。辨证为肝胆失疏、胃失和降。治以疏肝利胆、健脾和胃、理气止痛。方用小柴胡汤加减。

处方:柴胡、黄芩、半夏、党参各 15g,生姜、甘草各 6g,大枣 8 枚,川楝子 15g,枳壳 12g,陈皮 18g。5 剂,日 1 剂,水煎服。

二诊:服上药 5 剂后,胃脘胀痛减轻,大便通畅,无恶心呕吐,食纳增加,烧灼感明显好转,守原方治疗 1 个月,经胃镜检查胆汁反流消失,后继续服胃宁胶囊以资巩固半年后,随访胃痛未复发。

按 胆汁反流性胃炎,属中医学"胃痛"范畴。本案胃痛,胃脘胀痛、嗳气、恶心呕吐、纳呆口苦,时有烧灼感,食后腹胀,由肝气犯胃所致。神疲乏力,大便时干时溏由脾胃运化失职所致。脉弦为少阳内郁之象。故用小柴胡汤加川楝子、陈皮、枳壳,从肝胆论治,达到治愈胃病的目的,符合"治病必求其本"的原则。

◎案

王某,男,41 岁。1984 年 2 月 15 日初诊。患者胃痛 2 月余,经胃镜检查示胆汁反流性胃炎,慢性浅表性胃炎。服过快胃片、吗丁啉等药,疗效不显。症见:胃脘及右胁疼痛,嗳气泛酸,胸闷干呕,神疲纳差,时有恶寒,小便微黄,大便调,舌苔薄黄,脉弦。中医诊断为胃痛。辨证为肝失疏泄、胆邪犯胃。方用小柴胡汤加味。

处方:柴胡 8g,黄芩 10g,制半夏 10g,太子参 10g,陈皮 10g,姜竹茹 10g,佛手 10g,代赭石 20g,甘草 6g,生姜 3 片,大枣 10 枚。5 剂,日 1 剂,水煎服。

二诊:服上药 5 剂后,胃痛减轻,唯食纳不香,原方加神曲 15g、麦芽 15g,再服 7 剂,诸症悉除。

按 胆汁反流性胃炎,属中医学"胃痛"范畴。本案胃痛,多由肝气犯胃所致。清代沈金鳌云:"胃痛,邪干胃脘痛也……唯肝气相乘为尤甚……故治胃痛多以疏肝理气为治。"用小柴胡汤加味,从肝胆论治,达到治愈胃病的目的,符合"治病必求其本"的原则。

◎案

某,男,28 岁。1995 年 3 月 12 日初诊。胃脘胀痛,嗳气、泛酸 1 年余。患者于 1 年前开始胃脘胀痛,嗳气、泛酸,在医院做胃镜检查诊断为胆汁反流性胃炎。屡经中西药治疗效果甚微。症见:胃脘胀痛,脘痛连胁,嗳气泛酸,口干口苦,纳差,大便不畅,舌质红,苔黄腻,脉弦细。中医诊断为胃脘痛。辨证为肝胃不和。治以疏肝利胆、和胃降逆。方用小柴胡汤加减。

处方:柴胡 12g,半夏 12g,黄芩 10g,党参 15g,枳壳 10g,紫苏梗 9g,茯苓 15g,川楝子 9g,茵陈 10g,竹茹 6g,蒲公英 15g,郁金 9g,白术 9g,甘草 6g。日 1 剂,水煎服。

上药加减连服 1 个月,诸症消失,饮食正常,随访 1 年未见复发。

按 患者多为七情伤肝,肝气郁结,不能疏泄条达,郁久化火,横逆犯胃,胃失和降所致。故用小柴胡汤疏肝利胆和胃,去生姜、大枣是恐其助热,加枳壳、紫苏梗、川楝子、郁金疏利肝胆之郁,加茵陈、蒲公英、竹茹助其清解郁火,加白术、茯苓健脾和胃,以达到"治肝可以安胃"之目的。

3. 胆囊炎

胆囊炎分急性和慢性两种,临床上非常多见,尤以肥胖、多产、40 岁左右的女性发病率较高。急性胆囊炎发病与胆汁淤滞和细菌感染密切相关。主要致病菌为大肠杆菌(占 60% ~ 70%)、克雷伯菌、厌氧杆菌等革兰阴性菌,多由肠道经胆总管逆行进入胆囊,少数经门静脉系统至肝,再随胆汁流入胆囊。慢性胆囊炎一部分为急性胆囊炎迁延而成,但多数既往并无急性发作史。约 70% 的患者伴有结石。由于胆石刺激,加上在长期慢性炎症的基础上,有过反复多次的急性发作,可使胆囊萎缩或囊壁纤维组织增生肥厚,终致囊腔缩小、功能丧失。

胆囊炎属内外科常见病,多在进食油腻食物后出现剧烈的疼痛,位于上腹中部,有寒热往来或高热、恶心呕吐、口苦、纳差,在绞痛发作之后转为右下腹部持续疼痛,放射至右肩背,属中医学"胁痛""痞满"等范畴。其病机主要是肝气郁结,肝胆湿热久治误治迁延而成,或劳欲过度,精血亏损,肝阴不足,不能濡养肝络而致,小柴胡汤有和解少阳、疏肝利胆、消炎止痛之功效,用其治疗胆囊炎多获良效。

医案精选

◎案

陈某,女,46岁。1996年9月23日初诊。右胁腹胀痛1年余,痛甚可牵引右肩背疼痛。症见:胸闷纳呆,口干口苦,舌质红,苔薄黄,脉细弦。B超检查提示:胆囊炎。中医诊断为胁痛。辨证为肝胆气滞、湿热内蕴。治以疏利肝胆、清利湿热。方用小柴胡汤加减。

处方:柴胡15g,黄芩12g,半夏10g,党参12g,枳壳10g,郁金6g,金钱草60g,白芍10g,甘草3g。3剂,日1剂,水煎服。

二诊:服上药3剂后,症状好转,上药继服6剂。

三诊:服上药6剂后,诸症痊愈。B超复查肝胆正常。

按 胆囊炎胁腹疼痛属于中医学"胁痛"等范畴。肝胆气滞,失于条达,阻于胁络,故胁腹胀痛。邪在少阳,故口干口苦,舌质红,苔薄黄,脉细弦。证属肝胆气滞,湿热蕴阻,故用小柴胡汤加味疏利肝胆,清利湿热而获效。

◎案

某,女,35岁。2000年10月6日初诊。自诉右上腹压痛及两胁隐隐作痛,伴恶心,厌油腻饮食已半年余,曾在上级医院,经B超检查诊断为慢性胆囊炎。服用甲硝唑、诺氟沙星胶囊、消炎利胆片等,疗效不佳而改用中医中药治疗。就诊时,两胁隐痛,胀闷不适,右上腹压痛,墨菲征(Murphy征)(+),口干咽燥,心中烦热,舌红少苔,脉细弦而数。中医诊断为胁痛。辨证为肝阴不足、肝气郁结。治以养阴疏肝、利胆止痛。方用一贯煎合小柴胡汤加减。

处方:沙参10g,麦冬10g,当归10g,生地黄30g,枸杞子12g,川楝子6g,柴胡3g,黄芩6g,半夏3g,茵陈30g,生麦芽30g,延胡索6g,木香6g,甘草6g。7剂,日1剂,水煎,早、晚分2次服。

二诊:服上药7剂后,胁下隐痛及右上腹压痛大减,为巩固疗效,守方继服7剂,症状消失,墨菲征转(﹣)、B超显示阳性结果消失。随访2年未复发。

按 慢性胆囊炎,临床以肝阴不足,兼肝气郁结型为多见,故治以养阴疏肝、利胆止痛为主。方中生地黄、枸杞子滋养肝肾,沙参、麦冬、当归养阴柔肝,川楝子疏肝理气止痛,柴胡为少阳经专药,《本草正义》谓其"邪实者可用,真虚者当酌其宜"。慢性胆囊炎,大多肝阴不足,肝气郁结,故柴胡用量3~6g为宜,不宜过大防其伐肝之虞。生麦芽在此既疏肝又消食,以治疗胆汁分泌排泄不足而引起的消化不良,不思饮食;黄芩清肝利胆,并清少阳之火。半夏意在降逆止呕,其性虽燥,有一贯煎配伍,则燥性减而降逆止呕之性仍存,况且用量不大,茵陈利胆,延胡索、木香理气止痛,甘草缓急止痛,调和诸药。因其患者口干咽燥,心中烦热,虚热伤津之象,故去人参、生姜、大枣之壅补。全方共奏养阴疏肝利胆止痛之功。此方谨遵《黄帝内经》"肝苦急,急食甘以缓之"之旨,和"肝体阴而用阳"的生理功能,病理特性为指导拟方用药,再结合辨证论治,所以收到良好效果。在临床上切忌一见"炎"字即投以大剂清肝胆湿热苦寒之剂治之,或一见胸胁疼痛不舒,即用柴胡、青皮、香附等放胆杂投,致慢性胆囊炎迁延日久不愈,因此则以养阴疏肝利胆止痛治疗,临床治愈者甚多。

◎案

杜某,男,42岁。1993年5月13日初诊。患者有胆囊炎病史6年余,1周前因受凉感冒而发热恶寒头痛,经治疗头痛虽愈,然发热仍不解,屡用退热药如复方阿司匹林等汗出而热退,但片刻发热又起,特来求诊。症见:患者精神不振,倦怠乏力,发热微恶风寒,T 38.3℃,右胁疼痛,恶心,口苦,腹胀,纳差,小便黄,舌质红,苔薄黄,脉弦数。中医诊断为胁痛。辨证为邪结少阳、肝胆郁热。方用小柴胡汤加味。

处方:柴胡15g,黄芩15g,半夏12g,板蓝根15g,郁金12g,太子参12g,金银花15g,连翘12g,甘草3g,生姜3片,大枣4枚。3剂,日1剂,水煎服。

二诊:服上药3剂后,寒热即减,T 37.2℃,仍口苦,纳差。

处方:上药加焦山楂15g,焦神曲12g,焦麦芽15g,青皮12g。继服3剂。

三诊:服上药后,发热已去,体温降至正常,饮食增加,唯仍有右胁隐痛。以后在原方的基础上稍作加减,伍以清余热之品,调理 1 周而愈。随访 2 个月未见复发。

按 此案患者素有胆囊炎复加外感,虽经治疗,邪仍未解,且内结少阳,导致肝胆郁热,故投以小柴胡汤和解少阳,加金银花、连翘、板蓝根、郁金清利肝胆郁热,使邪结得散,郁热得清,而寒热、胁痛得除。继而加焦山楂、焦神曲、焦麦芽和清余热之品,旨在调和肝胆脾胃。理法不悖,秩序井然,因收完功。

◎案

曾某,男,26 岁。2010 年 8 月 5 日初诊。发病 3 天,恶寒发热头痛,上腹胀痛甚剧,放射至肩背,口苦,纳差,大便秘结急胀欠畅,小便黄,脉弦数,舌苔薄黄。检查:T 39.5℃,表情痛苦,上腹及胆囊区压痛(+ +),B 超诊为胆囊炎。血常规:RBC 3.8×10^{12}/L,WBC 4.7×10^{9}/L,N% 68%,L% 32%。中医诊断为腹痛。辨证为少阳枢机不利、胆胃不和、气机阻滞。治以疏肝利胆、和解少阳。方用小柴胡汤加味。

处方:柴胡 12g,法半夏 12g,党参 15g,黄芩 12g,甘草 6g,延胡索 10g,枳壳 20g,山楂 20g,木香 15g,茯苓 15g,陈皮 10g,生姜 3 片,大枣 3 枚。3 剂,日 1 剂,水煎服。

二诊:服上药 3 剂后,诸症大减,唯余胃脘尚存不适,头昏,纳可,舌脉同前。原方继服 10 剂,诸症全除,临床治愈。

按 慢性胆囊炎,临床以少阳枢机不利,胆胃不和,兼肝气郁结,郁而化热为多见,故治以养阴疏肝、利胆和胃止痛为主。此案患者恶寒发热头痛,口苦,纳差,脉弦为少阳枢机不利之象。大便秘结急胀欠畅,小便黄,脉数,舌苔薄黄为胆胃不和、少阳郁而化热之象。故拟小柴胡汤加延胡索 10g、枳壳 20g、山楂 20g、木香 15g、茯苓 15g、陈皮 10g。

◎案

张某,男,33 岁。1997 年 8 月 20 日初诊。主诉:右胁腹胀痛反复发作 8 个月,加重 10 天。患者 8 个月以来右胁痛经西药治疗。病情反复,时轻时重,但右胁疼痛终未根治。10 天前因家庭纠纷,再加上多吃油腻食物,致病情加重。经某医治未能缓解,前来求诊。症见:右胁下胀痛,牵引右肩背疼痛,餐后上腹饱胀,多进油腻食物后症状明显加重,嗳气,恶心纳差,大便秘结,神疲乏力,口苦,舌质淡红,苔薄微黄腻,脉弦。触诊检查胆囊区压痛,可扪及肿大胆囊。B超检查见胆囊壁增厚,囊腔变小,内有团和声影。西医诊断为慢性胆囊炎。中医诊断为胁痛。辨证为肝胆郁滞、湿热壅阻、不通则痛。遵照"六腑以通为用","痛随利减"之意,治以疏肝解郁、清热利胆。方用小柴胡汤加减。

处方:柴胡12g,黄芩12g,党参30g,制半夏9g,生姜9g,炙甘草5g,郁金12g,金钱草30g,蒲公英15g,大黄12g,延胡索9g,川楝子12g,丹参15g。5剂,日1剂,水煎服。

二诊:服上药5剂后,症状减轻。仍用上药加减继服12剂。

三诊:服上药后,诸症消失而愈。后经B超复查胆囊大小形状、囊壁、囊腔均基本正常。

按 《丹溪心法·六郁》指出:"气血冲和,百病不生,一有怫郁,诸病生焉。故人身诸病,多生于郁。"本案患者属肝胆气滞,湿热壅阻,脾胃运化失常。故用小柴胡汤和解少阳,宣通郁结;金铃子散疏肝泄热,活血止痛;郁金疏肝解郁;丹参活血行血;金钱草、蒲公英、大黄清除肝胆湿热,且引湿热下行。治疗本病,在疏肝利胆的基础上,加健脾祛湿、导滞的药物更佳。

4.功能性消化不良

功能性消化不良是一组以上腹痛、饱胀、早饱、嗳气、食欲不振、恶心、呕吐等症状为主并经检查排除器质性疾病的临床综合征,症状可持续或反复发作,病程一般超过1个月。其病因和发病机制尚未清楚,多认为胃肠道动力障碍是本病的主要病理生理基础,精神和应激因素与本病发病亦有密切关系。

中医学中没有与消化不良完全等同的病名。从症状来看,本病属中医学"胃脘痛""痞满""呕吐"等范畴。本病病位在脾胃,与肝密切相关。病机为肝脾胃气机失调。因病程与个人体质的不同,临床上又有寒、热、虚、实的不同转归。病因多由忧思郁怒,肝木横逆犯胃或饮食劳倦,损伤脾胃所致。《素问·六元正纪大论》上有:"木郁之发……民病胃脘当心而痛,上支两胁,膈咽不通,食饮不下。"《素问·六元正纪大论》上有:"在志为思,思伤脾。"小柴胡汤被称为"少阳机枢之剂,和解表里之总方",是一首传统名方,主治少阳证。功能性消化不良的临床表现大都与少阳证相同,所以临床运用往往能奏效。在动物实验中,小柴胡汤能显著抑制正常大鼠的胃液分泌量、总酸排出量及胃蛋白酶活性,并增加胃壁结合黏液分泌量。小柴胡汤组方严谨,药味简单,通过健脾和胃疏肝而使脾气升、胃气降、肝气畅达,脾胃功能恢复。只要辨证准确,随证加减,临床应用多能收到很好的效果。

医案精选

◎案

王某,女,56 岁。2006 年 4 月 17 日初诊。食欲不振 1 年余。因女儿出国留学,在家独居,逐渐出现食欲不振,稍食即觉上腹饱胀,伴嗳气,恶心,口干口苦,时有心烦,胸闷,体倦乏力,夜间自觉身热,而体温正常,大便 4～5 日 1 行,舌苔薄白,脉弦。查:肝功能、胃镜等均无异常,中西药治疗均未效。中医诊断为痞证。辨证为肝郁气结、胆气犯胃。治以疏肝理气解郁。方用小柴胡汤加减。

处方:柴胡 20g,半夏 15g,黄芩、炙甘草、党参、郁金、甘松、白芍、枳实各 10g,生姜 3 片,大枣 10 枚。5 剂,日 1 剂,水煎分 3 次服。

二诊:服上药 5 剂后,食欲稍振,便意稍强,恶心嗳气以及胸闷感减轻,唯觉食后仍上腹饱胀,击鼓再进,上药改甘松 20g,加生山楂 15g,继服 5 剂,并嘱其舒畅情志、多运动。

三诊:服上药 5 剂后,精神明显好转,自诉食欲明显增强,胸闷腹胀消失大半,效不更方,继服 5 剂。

四诊:服上药 5 剂后,诸症消失。嘱其注意规律生活,多外出运动,平时以生山楂泡茶常服。

按 功能性消化不良,中医多常归于"痞证""胃脘痛"范畴,此病多与精神情绪因素有关,病机关键在于"气机失调"。外邪侵袭、饮食、内伤与七情因素等,均可引起肝胆气机郁而不畅,久而影响脾胃纳运功能,中焦气机不畅而发诸症。临床若单从脾胃入手,往往疗效欠佳。小柴胡汤调畅气机、开郁散结,中焦气机畅通,则痞满胸闷自除。山楂味甘酸,入脾、胃、肝三经,具消食健胃,活血化瘀之功,生用开胃甚妙,其活血化瘀之效又可疏通经脉,常服可防其复发。

5. 神经性呕吐

神经性呕吐又称心因性呕吐,以反复发作的呕吐为特征,无器质性病变作为基础,常与心理社会因素有关。表现为进食后呕吐,一段时间内反复发作,一般发生在进食完毕后,出现突然喷射状呕吐,无明显恶心及其他不适,不影响食欲,呕吐后可进食,多体重不减轻,无内分泌紊乱现象,常具有癔病性性格。一般的解痉止吐西药效果不明显,安定类药物对减轻焦虑有一定帮助。因其发生多由于不愉快的环境或心理紧张所致,临床应用疏肝解郁、和胃止呕中药多可获得满意疗效。该病属于中医学的“呕吐”范畴。

医案精选

◎案

韩某,女,29 岁。1988 年 5 月 6 日初诊。患者于半年前突然呕吐一次,别无他症,未经治疗而呕止,后反复发作,短者五六日,长者月余即发一次,近来发作较频,每次发作,始吐食物,继则吐黄苦水或干呕不止,钡餐胃透:慢性胃炎。经某医院诊断为神经性呕吐。服西药氯丙嗪可暂缓,中药用过芳香化湿、理气调中之品,亦未奏效。前来求诊,症见:恶心呕吐频作,形体消瘦,精神萎靡,胸闷心烦,发作前有恶寒发热,口苦等症,大便稍干,小便正常,舌淡苔白腻,脉细滑。中医诊断为呕吐。辨证为少阳呕吐。方用小柴胡汤合温胆汤加减。

处方:柴胡 8g,太子参 15g,黄芩 10g,姜半夏 10g,茯苓 10g,陈皮 10g,姜竹茹 10g,砂仁 3g(后下),代赭石 20g,甘草 6g,生姜 5 片。10 剂,日 1 剂,水煎服。

二诊:服上药 10 剂后,呕吐减轻。继服 10 剂,呕吐已平。

按 本案患者的呕吐,属少阳呕吐,给予小柴胡汤加减服后很快得愈,关键在于辨证精确,用药得当。凡由少阳之邪引起的呕逆,必有心烦,胸闷等证。

6. 慢性腹泻

慢性腹泻是临床上常见症状。表现为大便次数增多便稀,甚至带黏冻、脓血,持续 2 个月以上。小肠病变引起腹泻的特点是腹部不适,多位于脐周,并于餐后或便前加剧,无里急后重,大便量多,色浅,次数可多可少;结肠病变引起腹泻的特点是腹部不适,位于腹部两侧或下腹,常于便后缓解或减轻,排便次数多且急,粪便量少,常含有血及黏液;直肠病变引起者常伴有里急后重。慢性腹泻主要针对病因进行治疗。若腹泻严重、体质虚弱的非感染性腹泻,常用止泻剂对症治疗,以减少腹泻次数。

中医认为本病与脾虚的关系最为密切,脾虚失运,水谷不化精微,湿浊内生,谷反为滞,水反为湿,混杂而下,并走大肠,而为泄泻。若平时脾胃素弱,复因情志失调,以致肝气郁结,横逆乘脾,运化失司,也可形成泄泻,若久病之后,损伤肾阳,或年老体衰,阳气不足,脾失温煦,运化失常,也可导致泄泻。但肝肾所致的泄泻,也多在脾虚的基础上产生的,故云"泄泻之本,无不由于脾胃"。

医案精选

◎案

孙某,男,53 岁。1998 年 4 月 18 日初诊。患慢性结肠炎 10 余年,平时大便溏泄,每日 4~5 次,常因情志、劳累、饮食等因素而加重,每日达 10 余次,曾四处求医,历服六君子汤、理中汤、小建中汤、痛泻要方、四神丸及西药抗菌、补液等无效。症见:大便每日 10 余次,腹痛时作,肠鸣辘辘,泻后痛减,旋而复泻,脘胁满闷不舒,纳呆乏力,短气,舌淡红,苔薄白中微黄,脉弦缓而细。中医诊断为泄泻。辨证为肝脾失调,久泻伤及中气。治以抑肝扶脾益气。方用小柴胡汤加减。

处方:柴胡、黄芩、生姜、法半夏、炒白术各 10g,炒白芍、煨葛根、党参、山药各 15g,黄芪 20g,炙甘草 6g,大枣 5 枚。5 剂,日 1 剂,水煎温服。

二诊:服上药 5 剂后,腹痛止,大便减至每日 5~6 次。

原方出入继服 10 剂,大便每日 1~2 次,余症皆愈,嘱服逍遥丸,香砂六君丸调理 1 个月,一切正常,复查纤维结肠镜未发现异常。

按 慢性腹泻属中医学"久泻"范畴。张景岳指出:"泄泻之本,无不由于脾胃。"脾气失运,土虚木乘;或肾阳不足,脾失温煦,肝、脾、肾三脏功能失调,是导致久泻的主要原因。小柴胡汤有和解条达之功,故可稍作加味而取用。方中以柴胡疏木为主;黄芩助柴胡清肝,且能燥湿止泻;党参、炙甘草、大枣培土;法半夏、生姜调升降;再加芍药柔肝止痛,白术健脾燥湿,煨葛根升提中气,使肝脾协调,升降相宜,水湿运化,分清别浊,则泄泻自止。

7.急性阑尾炎

急性阑尾炎是急腹症中常见病之一。典型的急性阑尾炎诊断:开始多在中上腹脐周围阵发性疼痛,10小时后以转移至持续性右下腹疼痛。麦氏点压痛、反跳痛、局部肌紧张,结肠充气征阳性,结合发热及末梢血化验,白细胞总数及中性粒细胞升高作为典型阑尾炎的诊断依据。

中医学称之为"肠痈"。肠痈的病因主要为饮食不节、劳伤过度、外邪侵袭、情志所伤,病机主要为肠道气滞血凝,产生瘀血停聚而成痈肿。急性阑尾炎的病位主要在肠腑,恢复期或转为慢性者可影响脾胃。其病邪属气阻、血瘀、热毒(或湿热)等实邪所致,三者互相转化,互为因果。肠道气滞血瘀是共同的病理基础;瘀而化脓是肠痈的重要病理环节;而邪热的轻重、正气的盛衰、是决定病变发展的关键因素。急性阑尾炎多属里热实证,但在重症或转为慢性者常见虚实夹杂证,恢复期可见虚证。肠痈的临床表现主要为腹痛。疼痛的位置先在脐周,经数小时至一两天逐步转移至右少腹部。疼痛的性质多为持续性钝痛,阵发加剧,尚可出现恶寒、发热、头痛、恶心、呕吐、食欲减退、便秘、小便黄等症状。急性阑尾炎的病机主要是气滞血瘀、瘀久化热、热腐成脓及热毒炽盛,故应以行气祛瘀、清热解毒及通里攻下为主要治则。

医案精选

◎案

某,男,65岁。1968年4月17日初诊。右下腹部疼痛5天,呕吐频作2天,恶寒发热,神志清楚,表情痛苦。检查:肝脾未扪及块状物,上腹部柔软,叩有鼓音,右小腹部(麦氏点)有压痛和反跳痛,腹肌紧张。T 39.3℃;WBC 12.5×10^9/L;N% 87%;L% 10%;单核细胞百分率(M%)3%。西医诊断为阑尾炎,动员手术治疗,患者年岁已高,全身情况较差,家属不遂邀会诊。症见:面色苍黄,身体瘦弱,头痛呕吐,口苦而渴,两胁胀闷,不欲饮食,大便3日未解,小便短黄,苔白舌红,脉细弦而数。中医诊断为肠痈。辨证为气机郁滞、脏气不通、壅滞成痈。方用小柴胡汤加减。

处方:党参30g,黄芩10g,柴胡10g,天花粉20g,白芍20g,金银花30g,大血藤30g,野菊花30g,大黄10g,芦根30g,半夏10g,竹茹20g。2剂,日1剂,急煎频服,外以芒硝10g,分3次药汁冲服。

二诊:煎服上药2剂,腑气已通,呕吐已止,疼痛大减,能进稀粥。

处方:上方去竹茹、芦根、大黄,加延胡索10g。

三诊:患者面带喜色,言谈自如,腹隐痛时作,T 36.8℃,WBC 7.5×10^9/L,N% 降至65%,M% 2%。

处方:人参10g,黄芩20g,当归5g,柴胡10g,炙甘草6g,白芍20g,延胡索10g,大枣10g,野菊花20g。

带药5剂出院,回家煎服以便调养。

◎案

王某,女,9岁。1992年11月5日初诊。患儿右下腹疼痛拒按伴有发热、恶心、呕吐1日。检查:右下腹压痛、反跳痛明显,苔黄,脉弦数。西医诊断为急性阑尾炎。中医诊断为肠痈。辨证为饮食不节、食滞中焦、湿热内蕴,导致肠道气滞血瘀,瘀滞热积不散。治以清热解毒、行气止痛。方用小柴胡汤加减。

处方:柴胡、黄芩、法半夏、生大黄(后下)、川楝子各12g,牡丹皮、延胡索、桃仁各10g,金银花30g,蒲公英20g,甘草3g。3剂,日1剂,水煎服。

二诊:服用3剂后,疼痛大减。继服6剂,疼痛消除。

◎案

刘某,女,15岁。2002年5月6日初诊。患儿素有慢性阑尾炎病史。每次发作给予甲硝唑、青霉素静脉滴注治疗。已反复3次。近2天腹痛又作,来院经外科诊治建议手术切除。其已临近中考,怕耽误学习,要求保守治疗,求诊中医。症见:右少腹疼痛,发热、口苦心烦、不欲食,小便黄,舌红苔黄腻,脉弦数。中医诊断为肠痈。辨证为热郁少阳、疏机不利。治以清泄少阳、活血解毒。方用小柴胡汤加减。

处方:柴胡 18g,黄芩 15g,半夏、党参、甘草各 12g,生薏苡仁 30g,败酱草 18g,桃仁 12g,牡丹皮 15g。3 剂,日 1 剂,水煎服。

二诊:药进 3 剂,腹痛减,发热除。效不更方,续进 6 剂,病愈而安,随访至今无复发。

按 本案虽主症为腹痛,但其疼痛的部位在少腹,为少阳经所辖,并伴有口苦心烦,不欲食之少阳证,故而辨为少阳郁热,用小柴胡汤清泄少阳郁火,加生薏苡仁、败酱草清热解毒;桃仁、牡丹皮活血化瘀,使热解瘀化病除而安。

四、泌尿系统疾病

1.尿路感染

尿路感染是指各种病原微生物在泌尿系统生长繁殖引起的尿路急、慢性炎症反应,是最常见的泌尿系统疾病,女性感染率约为 2.05%,根据患病时间长短和解剖部位可分为下尿路感染(尿道炎、膀胱炎)和上尿路感染(输尿管炎、肾盂肾炎)。下尿路感染不及时治疗可发展为上尿路感染,上尿路感染不及时治疗可转为慢性肾盂肾炎,慢性肾盂肾炎是导致终末期肾脏病变的主要原因,因此,及时积极地治疗急性尿路感染是非常重要的。

尿路感染属于中医学"淋证"范畴,其发病与湿热毒邪侵袭及脏腑功能失调有关。淋证之表现与肝经密切相关,肝主疏泄,湿热侵袭,肝失疏泄,或气机升降失调,气滞湿阻,亦可见淋之表现;若气滞不行,久则瘀血阻滞,使病情缠绵难愈。尿路感染的治疗目的不仅在于缓解症状,更重要的是消灭菌尿,去除易感因素及预防复发。中西医结合治疗尿路感染有退热迅速、尿路刺激症状消失早、尿常规转阴快等优点,是较好的治疗方法。

医案精选
◎案

阮某,女,52 岁。2005 年 1 月 15 日初诊。10 日前出现尿频、尿急、尿道疼痛、灼热等尿路刺激症状,发热,腰部以下空痛,且手足心热,烦躁,口苦,舌偏暗,苔薄黄腻,脉沉细无力。平素胃口较弱。3 日前尿常规检查:白细胞(+),上皮细胞(+++)。西医诊断为泌尿系感染。中医诊断为淋证。辨证为少阳三焦枢机不利。治以疏利三焦、行水利湿。方用小柴胡汤加减。

处方:柴胡20g,黄芩10g,人参15g,炙甘草10g,半夏10g,生姜2g,大枣10枚,猪苓15g,茯苓30g,泽泻15g,滑石15g,竹叶5g。4剂,日1剂,水煎服。

二诊:服上药4剂后,患者症状均有好转,小便次数减少,尿量增多,腰空痛亦减轻。效不更方,继服上药2剂。

三诊:服上药2剂后,患者上述症状明显减轻,继服上药11剂。

四诊:服上药后,患者尿路刺激症状、腰部空痛及心烦口苦等症状消失,复查尿常规已正常。

【按】 根据患者临床表现及尿常规检查,中医诊断为淋证,西医诊断为泌尿系感染,方取小柴胡汤合猪苓汤去阿胶加竹叶。患者属于淋证,为何用小柴胡汤治疗呢? 在小柴胡汤的或然证中有"小便不利"一症,小柴胡汤是和解少阳的主方,少阳统辖胆与三焦,三焦为决渎之官,乃水气通行的道路。邪入少阳,影响三焦水道通调,就会导致气化失常,出现小便不利。古人有"淋属少阳"之说,故用小柴胡汤治疗。患者舌苔薄黄腻,为湿热蕴结下焦,所以合用猪苓汤去阿胶加竹叶利水泄热通淋。方证相对,故取得可靠疗效。

◎案

刘某,女,28岁。1994年8月2日初诊。患者以"寒战高热、腰痛尿急1天"为主诉就诊。初觉小便不利继则寒战高热,腰痛,尿急、尿频、尿痛,甚者呈肉眼血尿,伴胁痛口苦,泛酸欲呕,纳谷不馨。查体:双肾区叩击痛(+),T 39.8℃,苔黄腻,脉弦数。血常规:WBC 14×10^9/L。尿常规检查:红细胞满视野,白细胞(++++)。西医诊断为急性肾盂肾炎。中医诊断为淋证。辨证为少阳三焦枢机不利。治以疏利三焦、清利湿热。方用小柴胡汤加减。

处方:小柴胡汤加白茅根14g(布包),滑石7g。3剂,日1剂,头煎加水800ml,煎至400ml,一次服下,4小时后重煎再服。

二诊:服药1剂,诸症悉减。服药3剂,症状消失,体征转阴,尿常规检查正常。急性肾盂肾炎是由多种细菌感染,直接引起肾盂或肾实质的炎症,病理研究证实为双肾充血水肿。

【按】 中医学则认为急性肾盂肾炎属于"淋证"范畴,究其原因多责之于湿热蕴郁,气化不利,导致三焦枢机不利,下焦水道涩滞,便酿成淋病,而出现恶寒发热、腰痛尿涩等症。这种寒热并非外感使然,故不得妄用汗法,误汗则耗津动血而尿血,故仲景告诫后学"淋家不可发汗,发汗则必便血"。病位既在下焦,又属湿热为患,热在湿中,热因湿郁而成,治疗大法理应以祛湿为要,兼以清热。小柴胡汤中柴胡苦平,透泄、清解少阳之邪;黄芩苦寒,清热燥湿;半夏辛苦温燥,辛散苦降,温燥化湿;加入白茅根增强清热利尿之效;佐以党参、甘草、大枣益气健脾,扶正以祛邪。从其组方配伍不难看出,恰与急性肾盂肾炎发病机制不谋而合,这也正是用小柴胡汤治疗急性肾盂肾炎的理论根据所在。

◎案

赵某,女,50岁。2009年4月16日初诊。以"尿急、尿痛伴寒热往来7天"为主诉就诊。患者7天前因情绪激动出现上述症状,近3天来感口苦,腰痛伴纳差。舌红,苔黄腻,脉弦滑。中医诊断为淋证。辨证为湿热内蕴、郁结少阳。治以和解少阳、清热泻火。方用小柴胡汤加减。

处方:柴胡12g,黄芩9g,半夏9g,竹叶30g,车前子16g,龙胆24g,蒲公英30g,栀子12g。日1剂,水煎服,9剂痊愈。

按 本病病机属肝郁气滞,湿热下注,膀胱气化失司。故治以清理肝胆、利湿通淋,小柴胡汤加减以和解少阳,清热泻火。因胆腑清理,肝气条达,脾胃自无贼邪之患,则枢机运转,三焦通畅,水火契机得以升降自如,患者热退,尿急,尿痛,腰痛以及口苦、纳差等症状消失。

2.肾病综合征

肾病综合征不是一种独立性疾病,而是肾小球疾病中的一组临床综合征。典型表现为大量蛋白尿(每日>3.5g)、低白蛋白血症(血浆白蛋白<30g/L)、水肿伴或不伴有高脂血症。诊断标准应为大量蛋白尿和低蛋白血症。大量蛋白尿是肾小球疾病的特征,在肾血管疾病或肾小管间质疾病中出现如此大量的蛋白尿较为少见。由于低蛋白血症、高脂血症和水肿都是大量蛋白尿的后果,因此,认为诊断的标准应以大量蛋白尿为主。

肾病综合征属中医学"虚劳""腰痛""水肿"范畴,主要为肺、脾、肾三脏功能失调,水液代谢紊乱所致。肾病综合征发病初期,大多属脾、肾功能失调,水湿泛滥。小柴胡汤加味治疗原发性肾病综合征可消除水肿、蛋白尿,改善高脂血症和低蛋白血症,提高血浆蛋白,降低肾组织脂质过氧化物含量,说明和解少阳是治疗原发性肾病综合征的有效方法。

医案精选

◎案

洪某,男,9岁。患儿因头面四肢浮肿、尿少月余,近来周身浮肿,双下肢按之凹陷,心悸,尿少,舌淡、胖大,边有齿痕,苔薄白,脉浮数。查尿蛋白(+++),尿蛋白定量120mg/24h,血浆蛋白定量190mg,胆固醇6.8mmol/L。西医诊断为肾病综合征,予环磷酰胺、激素、利尿剂及中药五苓散治疗后,未见好转。中医诊断为水肿。辨证为少阳三焦枢机不利、水饮内停。治以疏利三焦、利尿消肿。方用柴苓汤(小柴胡汤合五苓散)加减。

处方:柴胡6g,黄芩6g,党参10g,法半夏10g,茯苓12g,猪苓12g,白术10g,陈皮10g,桂枝3g,生姜3片,大枣3枚。5剂,日1剂,水煎服。

二诊:服上药5剂后,尿量明显增加,浮肿消退,守前方又服5剂后,改用健脾补肾之剂调理,复查尿常规已正常。

按 小柴胡汤不是治疗水肿的主要方剂,而常被人忽略。但《伤寒论》少阳篇的提纲记载:"或心下悸,小便不利……小柴胡汤主之。"三焦亦属少阳,《素问·灵兰秘典论》云:"三焦者,决渎之官,水道出焉。"所以三焦的通调与津液的输布是密切相关的。《伤寒论》中应用小柴胡汤时曾记载"上焦得通,津液得下,胃气因和,身濈然汗出而解"。可见小柴胡汤有通上焦、下津液而宣肺利尿的作用。本案选用五苓散乏效,后经加用小柴胡汤,尿量明显增加,浮肿消退,可见小柴胡汤亦有疏利三焦、利尿消肿的作用。

◎案

某,男,60岁。2009年6月6日初诊。尿频且艰涩淋沥,伴耳鸣,乏力,下肢浮肿,腹水,某医院诊断为肾病综合征。住院治疗除腹水好转,余症不减。症见:患者面色少华,神疲,腹平,下肢浮肿,舌淡,苔白,脉弦。尿蛋白(++++),血清蛋白A 22g/L,血清蛋白C 26g/L。B超示:有腹水,肾脏弥漫性病变。患者久服激素及温阳利水之剂,以致伤阴。中医诊断为水肿。辨证为脾肾两虚、气血不足。治以健脾补肾、气血双补。方用大补元煎加减,10剂未见好转。故从肝胆入手,辨证为少阳三焦枢机不利。治以疏利肝胆,兼健脾益肾。方用小柴胡汤合大补元煎加减。

处方:柴胡30g,黄芩6g,党参30g,熟地黄24g,山药20g,山茱萸20g,杜仲12g,当归12g,枸杞子12g,炙甘草12g。5剂,日1剂,水煎服。

二诊:服上药5剂后,诸症明显好转。

处方:上药加陈皮12g、砂仁10g、酸枣仁12g,继服5剂。

三诊:服药后舌淡,苔白,脉细无力。尿蛋白(++),血清蛋白A 32g/L,血清蛋白C 24g/L。

处方:上药去黄芩,柴胡改为9g,陈皮改为9g,加金樱子18g、芡实20g、白果3g。

临证加减继服月余,遂告痊愈。

按 《伤寒论》第96条记载的或然证"或胸中烦而不呕,或渴,或腹中痛,或胁下痞硬,或心下悸,小便不利,或不渴,身有微热,或咳者,小柴胡汤主之"当中有小便不利。三焦亦属少阳,《素问·灵兰秘典论》云:"三焦者,决渎之官,水道出焉。"本案患者脾肾两虚、气血不足。方用大补元煎加减,10剂未见好转,而用小柴胡汤合大补元煎5剂后诸症明显好转,也符合原先因为枢机不利,少阳为枢,用小柴胡汤和解少阳则病好转。

3.急性肾小球肾炎

急性肾小球肾炎常简称急性肾炎。广义上系指一组病因及发病机制不一,但临床上表现为急性起病,以血尿、蛋白尿、水肿、一过性高血压和肾小球滤过率下降为特点的肾小球疾病,故也常称为急性肾炎综合征。临床上绝大多数属急性链球菌感染后肾小球肾炎。

本病属中医学"水肿"及"血证"的范畴。主要为风、湿、热或疫毒之邪直犯三焦所致。

医案精选

◎案

某,男,5岁。2007年4月初诊。发热,咽痛,头痛,头面部及遍身中度水肿3天。伴有精神疲乏,小便短赤,脉浮数,舌苔薄黄。体格检查:T 38.5℃;

扁桃体 2 度肿大;BP 140/100mmHg;尿常规:蛋白(＋＋＋);颗粒管型(＋);红细胞(＋＋＋);白细胞(±)。西医诊断为急性肾炎。中医诊断为水肿。辨证为少阳三焦枢机不利、水饮内停。治以疏利少阳、利水消肿、清泄里热。方用小柴胡汤加减。

处方:柴胡 20g,黄芩 10g,半夏 6g,甘草 6g,党参 6g,大枣 5g,白茅根 30g,生石膏 30g,钩藤 10g,金银花 10g,连翘 10g,赤小豆 30g,玉米须 10g。日 1 剂,水煎服。

服药 1 剂小便量开始增多,服药 4 剂浮肿消退,血压正常。服用 8 剂尿常规化验转阴。住院 10 天,痊愈出院,随访 18 个月(每月尿检 1 次均阴性)生活学习正常。

按 治水先治气,《难经》称三焦为"血气之别使",具有"主持诸气"和"通行血气"的功用。在正常的情况下,由于三焦的气化作用,水精四布,水道通利,方可渗到膀胱而排出体外。如果三焦的气化失常,水液不化,上焦不通则玄府致密,汗液不泄;中焦不通水湿停运;下焦不通,水分不能渗入膀胱,溢于皮肤而为肿。所以应从调畅三焦气机入手,以和解为主,小柴胡汤是其代表方剂。本方寒温并用,再根据不同的兼证加减化裁咳甚者加麻黄、杏仁,助宣肺止咳,利水消肿之力;里热者甚加石膏以清泄里热;肉眼血尿者加白茅根、藕节凉血止血,助通淋利水之功;发热者重用柴胡、金银花;头昏痛甚者加钩藤、玉米须清热利尿,息风降压。

◎案

某,男,2 岁。2005 年 4 月 10 日初诊。4 个月前感冒后,出现双眼睑浮肿,双足略肿,尿少且黄,偶见血尿,经某医院诊断为急性肾小球肾炎,多方治疗未见好转。症见:患儿双眼睑、双足均水肿,满月脸,水牛背,精神欠佳,舌淡红,苔白,指纹淡紫,尿常规:蛋白(＋＋＋＋),红细胞(＋＋＋),白细胞少许,颗粒管型。中医诊断为水肿。辨证为外邪侵袭、入里化热、邪热内遏、肺失宣降、水湿泛滥。治以启肝之疏泄以助肺功,用肝之藏血以调摄血液。方用小柴胡汤加减。

处方:柴胡 12g,黄芩 6g,党参 9g,泽泻 6g,白茅根 6g,炒栀子 3g,麻黄 4.5g。5 剂,日 1 剂,水煎服。

二诊:浮肿消退,精神好转,偶见血尿。尿常规:蛋白(+),余正常,遂以补中益气丸 2 袋,日 2 次,每次 2g,六味地黄丸 1 盒,日 2 次,每次 1/3 丸善后。

按 小儿急性肾炎,以起病急,常有血尿、管型尿、蛋白尿、浮肿及高血压等为临床表现,本病属中医学"水肿"及"血证"范畴。主要为风、湿、热或疫毒之邪直犯三焦所致。所以应从调畅三焦气机入手,以和解为主,小柴胡汤是其代表方剂。本方寒温并用,再加麻黄开水之上源,宣肺利水;肉眼血尿者加白茅根,加泽泻助通淋利水之功;泻火除烦用炒栀子。

五、内分泌系统疾病

颈部淋巴结结核

西医学认为该病大多由结核杆菌经扁桃体、龋齿侵入,少数继发于肺或支气管的结核病变,但只有在人体抗病能力低下时,才能引起发病,病期常为 1~3 个月或更长。临床多见于儿童和青年人,颈部一侧或两侧有多个大小不等的肿大淋巴结,一般位于胸锁乳突肌的前、后缘。初期,肿大的淋巴结较硬,无痛,可推动。病变继续发展,发生淋巴结周围炎,使淋巴结与皮肤和周围组织发生粘连;各个淋巴结也可相互粘连,融合成团,形成不易推动的结节性肿块。晚期,淋巴结发生干酪样坏死、液化,形成寒性脓肿。脓肿破溃后,流出豆渣样或稀米汤样脓液,最后形成一经久不愈的窦道或慢性溃疡;溃疡边缘皮肤暗红、潜行,肉芽组织苍白、水肿。上述不同阶段的病变,可同时出现于同一患者的各个淋巴结。患者抗病能力增强和经过恰当治疗后,淋巴结的结核病变可停止发展而钙化。少部分患者可有低热、盗汗、食欲不振、消瘦等全身症状。

颈部淋巴结结核属中医学"瘰疬"范畴。该病常因情志不畅,肝气郁结,气滞伤脾,以致脾失健运,痰湿内生,结于颈项而成;日久痰湿化热,或肝郁化火,下烁肾阴,热胜肉腐成脓,或脓水淋漓,耗伤气血,渐成虚证;亦可因肺肾阴亏,以致阴亏火旺,肺津不能输布,灼津为痰,痰火凝结,结于颈项。由于该病初期常见颈部结块肿大如豆,孤立或呈串珠状,质地坚实,推之活动,不热不痛,肤色正常,全身症状不明显,辨证分型多属气滞痰凝,治以疏肝理气、化痰散结,可用小柴胡汤加减治疗。

医案精选

◎案

李某,男,45岁。1994年5月4日初诊。患者发热1月余,右侧颈部及腋下可触及蚕豆大小淋巴结肿和乒乓球大小包块,曾在某职工医院抗感染治疗1月余无效。胸部X线及其他实验室检查无明显异常。患者因惧怕穿刺检查而求诊于中医。症见:午后发热(T 38℃),右颈部可触及2个蚕豆大小淋巴结肿,质中,光滑,边缘清楚,无明显压痛;右腋下可触及乒乓球大小包块,质中,光滑,边缘清楚,稍有压痛,伴头昏,神软乏力,食欲不振,形体消瘦,稍咳,咯痰不爽,二便尚可,舌淡红,苔薄黄,脉细数。中医诊断为瘰疬。辨证为邪阻少阳,枢机不利,水道不行、聚湿成痰。治以疏利少阳、行水利湿祛痰。方用小柴胡汤加减。

处方:柴胡、黄芩、浙贝母、白僵蚕各10g,生晒参、夏枯草、猫爪草、葛根各15g,橘核30g(捣碎,水浸3分钟后再入药),甘草5g,大枣3枚,生姜3片。7剂,日1剂,水煎服。

二诊:服上药7剂后,发热减轻(T 37.4℃左右),舌脉同前。效不更方,上药续服7剂。

三诊:服上药后,体温恢复正常,颈部淋巴结肿及腋下包块已见缩小,以此方出入治疗3月余,腋下包块及颈部淋巴结肿完全消失。

[按]《圣济总录·痰饮》云:"三焦者,水谷之道路,气之所终始也……三焦气涩,脉道闭塞,则水饮停滞,不得宣行,聚成痰饮。"胆与三焦经脉相连,邪入少阳,三焦为之阻滞水道不利,聚湿成痰。故用小柴胡汤和解少阳,疏利三焦,条达气机,加猫爪草、夏枯草、浙贝母、橘核等清热化痰散结而获良效。

◎案

谢某,女,46岁。1999年3月初诊。左颈部有一枣大肿物4月余。主诉:4个月前因情志不畅,经常生闷气,后发现颈部有如花生米大的肿物,曾多处求医治疗无效,逐渐出现下午低热,周身无力,时有咽部不适之感。触诊:左颈部结节推之活动自如,边缘整齐。查血常规淋巴细胞较高。X线检查双肺未发现结核病灶。经结核菌素试验阳性。症见:体质消瘦,面色潮红,舌质红,苔薄黄,脉细数。西医诊断为颈部淋巴结结核。中医诊断为瘰疬。治以疏肝解郁、行气散结。方用小柴胡汤加减。

处方:小柴胡汤加枳实 10g、夏枯草 15g、玄参 18g、浙贝母 15g、猫爪草 20g。5 剂,日 1 剂,水煎服。

二诊:服上药 5 剂后,症状减轻,自觉下午低热已消失,周身比原来有力,后根据病情变化进行加减,共服药 30 余剂,肿块消失,随访 2 年,未复发。

按 颈部淋巴结结核属中医学"瘰疬"范畴。该病常因情志不畅,肝气郁结,气滞伤脾,以致脾失健运,痰湿内生,结于颈项而成;颈部淋巴结结核在位置上为肝经循行部位。肝胆两经互为表里。该病也常伴情志不舒的症状。故用小柴胡汤和解少阳,条达气机,加猫爪草、夏枯草、浙贝母、枳实、玄参等清肝化痰、行气散结而获良效。

六、神经系统疾病

1. 失眠

失眠是临床常见病症之一,虽不属于危重疾病,但常妨碍人们正常生活、工作学习和健康,并能加重或诱发心悸、胸痹、眩晕、头痛、中风等病症。主要表现为睡眠时间、深度的不足以及不能消除疲劳、恢复体力与精力。其发病原因众多,或由于情志内伤,或由于饮食不节,或为病后、年迈,或为禀赋不足心虚胆怯。临床上由于情志不遂,肝气郁结者屡见不鲜,小柴胡汤和解少阳、疏肝解郁,加减治疗失眠每获良效。

医案精选

◎案

张某,男,22 岁。2004 年 7 月初诊。近年来因与同事不和,工作不顺心,致情志抑郁,闷闷不乐,每晚就寝后,不由自主地思考问题,至后半夜才能入睡,且噩梦纷纭。自购天王补心丹、朱砂安神丸等药服用,效果不佳。曾到医院就诊,服地西泮、谷维素等,仅稍微好转,但日久对安定形成依赖,所需药量越来越大,心烦,甚是焦虑。近来又因失恋而伤心,入睡困难,心中烦闷,精神疲乏,口苦纳差,大便偏干,小便黄,舌红,苔薄黄,脉弦细滑。中医诊断为不寐。辨证为肝郁化火、热扰心神。治以疏肝解郁、清火安神。方用小柴胡汤加减。

处方:柴胡15g,黄芩9g,生姜4g,半夏9g,龙齿24g,生牡蛎30g,白芍15g,茯神15g,栀子9g,淡豆豉9g,黄连6g。5剂,日1剂,水煎服。

并嘱其移情易志,烦闷时外出散步,不可久坐家中。

二诊:服上药5剂后,即能入睡,精神好转。余于上药去白芍,加炒酸枣仁18g、远志12g。继服10剂而愈。

按　情志不遂,夜不能寐,多由肝郁化火,热扰心神所致。小柴胡汤虽能解肝郁于顷刻,但毕竟郁久之火难以扑灭。在其方基础上去党参、炙甘草,益以栀子、黄连,所谓木能生火,实则泻其子也;余药着力于平肝柔肝,安养心神。实已是经方之中因时用药,但其能祛病安眠,便不拘一格。

◎案

俞某,女,40岁。2014年9月3日初诊。患者失眠半月余,自觉胸闷,烦躁,小便不利,舌红,苔薄白,脉弦数。中医诊断为不寐。辨证为肝火内扰。治以清肝泻火。方用小柴胡汤加减。

处方:柴胡12g,黄芩9g,半夏9g,桂枝6g,远志9g,生龙骨30g,生牡蛎30g,党参5g,酸枣仁30g,茯苓15g,首乌藤30g,砂仁6g,甘草6g。3剂,日1剂,水煎服。

患者服上药3剂后,睡眠改善,遂自行继服5剂,诸症好转。

按　少阳主肝胆与三焦,司相火,唯条达通畅则不郁不结。患者平素心情抑郁,久则气机升降失常,肝失疏泄,少火郁则不伸,而成病理之火,火性炎上,肝火上扰心神,心神被扰,烦躁不得眠,少火郁结,疏转不利,胆热内郁不能外达则胸闷,三焦气机不畅,不能通利水道,运行津液功能下降,下焦失司则小便不利,病在少阳,治宜宣畅枢机,小柴胡汤寒温并用,攻补兼施,以疏肝解郁,扶正祜邪,急则治标,生龙骨、生牡蛎重镇安神;茯苓、远志交通心肾,以养心神;酸枣仁养心安神,三药共奏滋养心神之功;茯苓又淡渗利水,桂枝入心与膀胱经,交通上下,通阳化气利小便,重在调和。全方标本兼治,安内解外,上下并调,仍不失"和"之特色。

◎案

某,女,46 岁。心慌、胸闷、憋气、夜烦梦多,舌质红,苔黄白而腻。中医诊断为不寐。辨证为枢机不利、肝火上扰。治以疏泄肝胆,兼以养心安神。方用小柴胡汤加减。

处方:柴胡 10g,太子参 15g,半夏、黄芩、知母各 10g,酸枣仁 15g,炙甘草 10g,茯苓 20g,浮小麦 30g。5 剂,日 1 剂,分 2 次温服。

二诊:服上药 5 剂后,睡眠安稳,烦躁减,精神好转,食纳增加。共服 30 剂,恢复正常。

按 妇人绝经期前后多有此症,有的症状较轻,有的病情严重。究其病机,为阴血不足,血不足以养肝,故而肝郁化燥,用酸枣仁汤养阴血,小柴胡汤疏泄肝胆,临床上用于阴虚瘦弱之体或更年期综合征的烦躁、失眠、惊悸等,皆有良效。

2. 眩晕

眩晕是以头晕和眼花为主要症状的一类病症。眼花、视物不清和昏暗发黑为眩;视物旋转,或如天旋地转不能站立为晕,因两者常同时并见,故统称眩晕。其轻者闭目可止,重者如坐车船,旋转不定,不能站立,或伴有恶心、呕吐、汗出、面色苍白等症状。眩晕病因复杂,西医学中的高血压、低血压、低血糖、贫血、梅尼埃病、脑动脉硬化、椎基底动脉供血不足、神经衰弱等病皆可引起眩晕。

中医认为眩晕多由于风火、痰浊、瘀血、肝风、正虚所致,发病后多出现心烦喜呕,不欲饮食,口苦咽干等肝胆脾胃不和之证。临床上用小柴胡汤和解少阳,调畅气机,对控制眩晕的发生、发展具有较好疗效。

医案精选

◎案

刘某,女,42 岁。以"头晕、目眩、视物旋转"为主诉来诊。伴耳鸣,恶心,呕吐,舌质淡,苔薄白,脉弦缓。西医诊断为梅尼埃病。中医诊断为眩晕。辨证为肝气不疏、浊阴上扰。治以和解少阳、疏达经气。方用小柴胡汤加减。

处方:柴胡 10g,黄芩 10g,半夏 10g,甘草 6g,藿香 10g,佩兰 10g,泽泻 10g,钩藤 10g,天麻 10g。7 剂,日 1 剂,水煎服。

服上药 7 剂后,症状好转,后加入茯苓 10g,7 剂而愈。

按 梅尼埃病属中医学"眩晕"范畴,《黄帝内经》云:"诸风掉眩,皆属于肝。"故此病症应位在肝胆,而古人又有无痰不作眩、无虚不作眩之说,所以其病机重在痰在虚,治疗应疏利肝胆、升清降浊。这里取小柴胡汤和解少阳,调畅气机,加入平肝降浊之药味使肝胆之客邪可去。

◎案

陈某,男,37 岁。因发作性眩晕、恶心、呕吐 1 天来诊。诉晨起突发眩晕,视物旋转,改变体位时症状加重,伴恶心欲吐,自煎生姜水服后症状无明显缓解。查血压、体温均正常,舌质淡红,苔薄白而滑,脉弦紧。中医诊断为头晕。辨证为寒凝脉络。治以疏肝和胃、温阳化痰。方用小柴胡汤化裁。

处方:柴胡 9g,法半夏、竹茹各 8g,茯苓 12g,陈皮 7g,钩藤 15g,大枣 6 枚,甘草 6g。3 剂,日 1 剂,水煎分 2 次服。

服药后眩晕减轻,恶心呕吐消失,续服上药 3 剂而愈。

按 本案患者因寒邪侵袭,阻滞脉络,肝胃不和而发眩晕。故治以疏肝和胃、温阳化痰。方以小柴胡汤调畅枢机,配以二陈汤涤痰止眩,而收显效。方中柴胡、法半夏疏肝和胃;茯苓、陈皮、竹茹温阳化痰;大枣、甘草温中和胃;钩藤平肝和胃。诸药合用,共奏温阳平肝、和胃止呕功效。

◎案

杨某,男,43 岁。2000 年 2 月 12 日初诊。5 天前晨起突发眩晕,自觉天旋地转,耳鸣如蝉,双目畏光,卧床不能起动,动则眩晕呕吐,伴口苦咽干,心烦,胸胁胀满,不欲食。经西医用甘露醇、培他定注射液治疗 5 天,症状缓解,但仍不彻底,遂前来求诊。症见:舌淡红,苔薄白,脉弦。中医诊断为眩晕。辨证为邪郁少阳、上扰清窍。治以疏解少阳。方用小柴胡汤加减。

处方:柴胡 15g,黄芩、半夏、钩藤各 12g,茯苓 15g,白术 9g,桂枝 6g,生姜

3片。日1剂,水煎服,药进5剂,诸症悉平。

按 此证眩晕,伴有胸胁苦满,心烦喜呕,不欲饮食等少阳病症状。其病机显系邪犯少阳,浊邪循经上扰清窍而致,故投以小柴胡汤合苓桂术甘汤和解少阳泄浊降逆,切中病机诸症悉愈。

3.癫痫

癫痫系多种原因引起脑部神经元阵发性异常放电所致的发作性运动、感觉、意识、精神、自主神经功能异常的一种疾病。俗称羊痫风或羊癫风。可分大发作、小发作、局限性发作和精神运动性发作等,具有间歇性、短时性和刻板性的共同特点。西医根据癫痫病因不同分成原发性癫痫和继发性(症状性)癫痫两大类。前者指这类患者的脑病并无可以解释症状的结构变化或代谢异常,而与遗传因素有较密切的关系。继发性癫痫因于多种脑部病损和代谢障碍,如先天性疾病、产前期和围生期疾病(产伤是婴儿期癫痫的常见病因)、高热惊厥后遗、外伤、感染、中毒、颅内肿瘤、脑血管疾病、营养代谢性疾病等。

中医认为本病的发生多因突受惊恐,饮食所伤,先天遗传以及外伤等,致使脏腑受伤,风痰闭阻,痰火内盛,心肾亏虚,造成神机受累、元神失控引发。其病位在头,与心、肝、脾、肾四脏有关。因痰有聚散,风有动静,故发作无常。治疗上当急则开窍醒神以治其标,控制其发作,缓则祛邪补虚以治其本,多以调气豁痰,平肝息风,清泻肝火,补益心、肝、脾、肾等法治之。

医案精选

◎案

张某,男,16岁。5年前在放学路上突然昏倒,面色苍白,口吐白沫,两眼上翻,四肢抽搐,数分钟后苏醒如常人。查脑电图示:右颞叶局灶棘波,诊断为癫痫。初病时,半年发作1次。此后若精神稍受刺激,则易发作,以致近来发展到1周数次。发作时头痛、胸闷,旋即昏倒,牙关紧闭,两目凝视,手足抽搐,口吐白沫,历数分钟方醒,便秘,尿黄,舌红,苔黄微腻,脉弦滑有力。中医诊断为痫证。辨证为肝火偏盛、火旺风生、风火交炽、灼津成痰、风动痰升、痰迷心窍。治以清火平肝、镇痉化痰。方用小柴胡汤加味。

处方:柴胡 6g,法半夏 10g,党参 10g,茯苓 15g,生龙骨 20g,生牡蛎 20g,胆南星 6g,天竺黄 6g,琥珀 6g,生大黄 6g,甘草 6g,生姜 5 片,大枣 5 枚。日 1 剂,水煎服。

服药月余,发作次数逐渐减少,症状逐渐减轻,效不更方,续服 2 个月余而愈,随访 2 年未再发作。

按 小柴胡汤加生龙骨、生牡蛎即为柴胡龙骨牡蛎汤,出自《伤寒论》第 110 条,乃小柴胡汤的变法。徐灵胎说:"本方能下肝胆之惊痰,以治癫痫有效。"本方以小柴胡汤为主方,加生龙骨、生牡蛎、琥珀镇痉、平肝;加胆南星、天竺黄清热化痰;加生大黄泄热和胃以通便,诸药合用,有平肝清热、镇痉化痰之功,故可获得良好的效果。

◎案

吴某,男,42 岁。因"反复发作肌阵挛 15 年"为主诉就诊。患者 15 年来常常无明显诱因出现两侧对称性眼、面、颈、四肢或躯干短暂肌肉痉挛,持续时间数分钟到 1 天不等,有时伴有神志不清,发作无规律性,在多家医院查脑电图,诊断为癫痫。长期口服抗癫痫药物及一些改善脑循环的中成药,效果不显。为求根治,求诊于中医,症见:舌淡红,苔薄黄微腻,脉滑数。中医诊断为痫证。辨证为痰闭心窍、肝风内动。治以镇痉化痰、清心开窍。方用小柴胡汤加减。

处方:柴胡 10g,黄芩 10g,法半夏 12g,党参 10g,石菖蒲 15g,远志 15g,茯苓 10g,栀子 9g,胆南星 3g,生龙骨 20g,生牡蛎 20g。日 1 剂,水煎服。

以此方加减,服用 3 月余后,诸症痊愈。随访 3 年,未见复发。

按 癫痫是以突然仆倒昏不知人、口吐涎沫、两目上视、肢体抽搐等神志失常为主要临床表现的一种发作性疾病(间歇性发作的脑功能短暂失常)。本方以小柴胡汤为主方,加生龙骨、生牡蛎、石菖蒲、远志、栀子、胆南星。诸药合用,有平肝清热、镇痉化痰、清心开窍之功,故可获得良好的效果。

七、免疫系统疾病

1.原发性血小板减少性紫癜

原发性血小板减少性紫癜是一种自身免疫性疾病,是由自身抗血小板抗体致血小板脾脏等部位破坏过多而引起骨髓巨核细胞成熟障碍,外周血小板减少的出血性疾病,具体发病机制不完全明了,目前认为,主要与机体体液免疫细胞免疫紊乱有关,以全身皮肤黏膜或内脏广泛出血为主要表现。

本病属中医学"血证"范畴。血证系外邪侵袭,使心、肝、脾功能失调所致。而肝藏血主疏泄最为重要,肝气不疏,则影响肝藏血,使肝不藏血,而血溢于脉外。小柴胡汤是《伤寒论》的经典名方,主治少阳病诸症,但因其功能透邪清里,调和营卫,张仲景曾用之治疗热入血室、血分瘀热证。后世唐容川在《血证论》中用小柴胡汤加化瘀药治疗血证,如《血证论·吐血》曾云:"小柴胡汤原是从中上疏达肝气之药,使肝气不郁,则畅行肌腠,而荣卫调和,今加去瘀之品则偏于去瘀,凡瘀血阻滞荣卫者用之立验。"目前诸多医家用小柴胡汤治疗此病,效果良好。

医案精选

◎案

徐某,女,35 岁。反复肌衄、全身出血点 20 天,伴鼻衄、齿衄、胸闷乏力、便干、小便黄赤、口干咽燥加重 2 天。血常规检查:血小板(PLT)21×10^9/L,HGB 90g/L,WBC 9.6×10^9/L。骨髓象:骨髓增生明显活跃,粒:红 = 2.3:1,粒、红系列正常,巨核细胞 290 个(巨幼细胞 3%,颗粒巨细胞 85%,裸核巨细胞 12%),血小板极少见。舌质红,苔薄,脉细数。西医诊断为原发性血小板减少性紫癜。中医诊断为紫斑(肌衄伴鼻衄、齿衄)。辨证为热入血分。治以清解半表半里、凉血散血。方用小柴胡汤加减。

处方:柴胡 10g,黄芩 10g,姜半夏 10g,党参 20g,炙甘草 10g,大枣 6g,生地黄 15g,赤芍 15g,牡丹皮 10g,紫草 20g,三七粉 3g(分吞)。4 剂,日 1 剂,水煎服。

二诊:服上药 4 剂后,齿衄、鼻衄停止,已无胸闷,全身紫癜转淡,无新出血点出现,精神体力转佳,大便通,小便清,查 PLT 48×10^9/L。效不更方,上药继服。

后复查 PLT 升至 140×10^9/L,继服上药,PLT 升至 180×10^9/L 时,停止上药治疗,叮嘱调护,随访至今未复发。

按 小柴胡汤虽《伤寒论》中为少阳病而设,能清解半表半里之热,因热除则血可安,且此方寒温并用,升降协调,集益气祛邪于一身,故选用小柴胡汤加减给予治疗。方中柴胡清透邪热;黄芩清气分之热;党参、大枣、炙甘草益气摄血,健脾和中;炙甘草还有类似皮质激素之效,无论何种紫斑证型,对治疗紫癜起到一定的效果;生地黄、牡丹皮、赤芍、紫草、三七粉清热养阴,凉血散瘀止血,药证得当故能治愈。

◎案

梁某,女,9岁。2007年12月11日初诊。近1个月来,患儿发现身上多处瘀斑、青肿及大便见血。血常规检查示PLT为40×10^9/L。西医诊断为血小板减少性紫癜。观其脉象弦细,沉取无力,舌质淡红、无苔,面色青白,神情倦怠,四肢无力。中医诊断为发斑。辨证为热入血分。治以疏解少阳、凉血散血。方用小柴胡汤倍党参,每日1剂,10剂。

二诊:12月21日。药后患儿身上瘀斑、青肿完全消退,大便再无见血,效不更方,嘱2天服1剂。

三诊:2月24日。患儿血常规检查示PLT上升至90×10^9/L。脉弦,面色渐红,精神好转,再以小柴胡汤原方,嘱3天服1剂。

四诊:5月20日。血常规检查示PLT极升至103×10^9/L。患儿已无不适,食欲正常,脉象仍弦,再以小柴胡汤原方,嘱7天服1剂。

五诊:7月24日。血常规检查示PLT为132×10^9/L。病情稳定,嘱其停药观察。

按 血小板减少性紫癜,属中医学"血证""肌衄""发斑"等范畴。乃系外邪内侵,正气不足,阴阳失衡而致病。《医宗金鉴》云:"六气之邪。感人虽同,人受之而生病各异者,何也?盖以人之形有厚薄,气有盛衰,脏有寒热,所受之邪,每从其人之脏气而化,故生病各异也。"患儿中气不足,外邪入侵。气不摄血,阴阳不和而溢血。此时当辨患儿阴阳之盛衰,不拘受病之因,以平脉辨证为主,投小柴胡汤倍用党参,益气固本,疏肝通经,平调阴阳而愈病。

第二节 妇科疾病

一、月经病

1.围绝经期综合征

围绝经期综合征是临床常见病、多发病之一,指女性由生殖期至非生殖期的过渡阶段,由于生理性卵巢功能衰退,出现月经紊乱以致绝经,并由此而引起的一系列综合征。现代医学主要以雌激素替代疗法治疗围绝经期综合征,但是在改善围绝经期症状的同时,有诱发其他病变的可能性。传统中医治疗围绝经期综合征,主要从肾入手,临床更多见的是其标证兼有心肾不交、心肝失调等证型。

医案精选

◎案

某,女,50岁。停经半年,近3个月以来出现心烦失眠,现一夜仅能睡3～4小时,入睡困难,多梦、易惊醒,醒后心烦胸闷,昼则乏力倦怠,伴有潮热汗出,口苦,舌红,苔薄黄,脉细弦。中医诊断为绝经前后诸症。辨证为肝肾阴虚、阴不制阳。治以疏肝解郁、补肝益肾。方用小柴胡汤加减。

处方:柴胡、黄芩、半夏各10g,党参、茯苓、白芍、合欢皮各15g,首乌藤、酸枣仁、煅龙骨、煅牡蛎各30g,石菖蒲、远志、枳壳、炙甘草、大枣各9g。7剂,日1剂,分晚饭前、睡前2小时服。

二诊:服药后睡眠时间增至5小时,入睡较之前容易,潮热汗出及心烦易怒较前减轻,上药加减继服月余,已能每夜睡6～7个小时,潮热汗出亦止。

按 中医学认为其发病机制主要为肾气渐衰、冲任亏虚、精血不足、肝失所养,形成阴阳俱虚。对女性来说,七七之年,天癸渐竭,肾气渐衰,肾中阴阳失衡,不能上奉于心,心肾失交致神志不安,心中烦乱;或肝肾阴虚,肝阳上亢致急躁、易怒、失眠等一系列症状。甘麦大枣汤合小柴胡汤治疗围绝经期综合征。其中小麦甘、凉,养肝补心,除烦安神为君药;甘草甘、平,补养心气,和中缓急;大枣甘温质润、缓急;柴胡苦、平,入肝胆经,疏肝解郁;黄芩苦、寒,可清泄少阳之热;半夏、生姜和胃降逆止呕;人参、大枣益气健脾;炙甘草助人参、大枣扶正,且能调和诸药。诸药合用,疏肝安神。

本案围绝经期失眠的病机多为阴血不足,阴不制阳,阳在外独亢,阳不入内交阴,使心失所养、心神内扰所致。临床最常见汗出恶寒,失眠烦躁。辗转反侧,烦躁汗出,汗出愈甚,更伤其阴,虚热扰心,失眠愈甚,二者互为因果,恶性循环,终致心失所养、心神内扰,失眠之证出。方中以小柴胡汤为帅,和解阴阳,枢转气机,驾驭诸药使去之所当去。其中柴胡达阳气,且其味清苦,能清三焦之火与胆中之火。唐容川曰:柴胡之力,能透胸前之膈;酸枣仁养心敛汗,益肝血;首乌藤养心安神,助肝阴;枳壳苦降辛散,畅气机;合欢皮疏肝解郁助安神;茯苓健脾宁心以安神;石菖蒲芳香化湿以醒神;白芍凉血安神;远志交通心肾,安定神志;半夏生于夏半,具有由阳入阴之功,更助枢机之利;煅龙骨、煅牡蛎敛阳滋阴。全方共奏引阳入阴、安神助眠之功效。

2. 经行发热

每逢经期或经行前后出现以发热为主症,经净后发热自然退净或稍退者,称为"经行发热",以育龄期妇女多见。与西医学的慢性盆腔炎、生殖器结核、子宫内膜异位症及临床症状不明显的感染有关。本病属中医经行前后诸症范围。主要发病机制是气血营卫失调,值月经的生理改变而发。其分型有阴虚、肝郁和血瘀。以伴随月经来潮而周期性发热为辨证要点,治疗以调气血、和营卫为原则。

医案精选

◎案

王某,女,23 岁,未婚。2000 年 5 月 10 日初诊。患者近 5 个月来,经水 20 天一潮,经行时兼发高热,并胸满胁胀,甚至呕吐,历 10 日经净后发热始退。每月如此,发热渐次加重,体温高时可至 39℃,迭经诊治无效。初诊已届临经前期,精神不舒,胸闷胁胀,口干鼻燥,头眩目赤,脉象弦数。西医各项检查无明显异常。中医诊断为经行发热。辨证为肝郁气滞、日久化热、热伏血分。治以疏肝清热凉血。方用小柴胡汤加减。服药 3 剂,月经来潮,发热大减。又进 2 剂,安然度过经期。下月经前又服上药 4 剂,经行发热消失。随访半年,每月经来不再发热。

◎案

裘某,女,28 岁。1960 年 6 月 11 日初诊。3 个月来,每值行经期,先恶寒,后发热,始于中午,下午逐渐增高,最高可达 40℃,午夜后又逐渐下降,至天明则为低热,伴行经不畅,小腹发胀,喜呕心烦,口苦咽干,欲饮喜凉,倦怠纳呆,便干尿黄,舌红、苔薄腻黄,脉滑数带弦。中医诊断为经行发热。辨证为少阳之气不和,邪气乘经行之时血室空虚而入。治以和解少阳,使邪热循经而散。方用小柴胡汤加减。服药 3 剂。药后汗出热退,月经通畅,诸症好转。嘱于下月行经前 2 天,服此方 5 剂,后未再发。

按 《金匮要略》中说:"妇人中风,七八日续得寒热,发作有时,经水适断者,此为热入血室,其血必结,故使如疟状,发作有时,小柴胡汤主之。"所以用小柴胡汤和解少阳。

◎案

郑某,女,34 岁,已婚。1998 年 9 月 7 日初诊。经行发热 4 日。患者月经来潮当天即感恶寒头痛,自测体温持续在 38～39℃,服感冒冲剂之类未效。入院时,症见寒热往来,T 38.7℃,伴头痛,恶心欲呕,纳差,阴道出血少量呈暗咖啡色,舌质淡,苔薄黄,脉细数。中医诊断为经行发热。辨证为邪入少阳、郁而化热。治以表里两解,调和营卫。方用小柴胡汤加味。3 剂后,体温降至正常,且经血由暗咖啡色转为淡红色。再拟滋阴清热调经为治,3 剂后,阴道出血净,于 9 月 14 日痊愈出院。

按 小柴胡汤为张仲景所创,乃治疗外感邪入少阳及肝胆疾病的重要方剂。然女子以血为本,肝为女子之先天,肝藏血而主疏泄,外邪侵袭,情志刺激,或他病相传,每致气血不和,肝胆经气不利,脾胃升降失常,而发经、带、胎、产诸疾。辨证论治每处以小柴胡汤加减,常能收到良好的效果。又云,少阳为三阳之枢,外邪一旦侵犯少阳,徘徊于半表半里之间,外与太阳争而为寒,内与阳明争而为热,故呈往来寒热,发热起伏等症。所以用小柴胡汤和解少阳。

3. 崩漏

本病见于西医学的功能失调性子宫出血及其他原因引起的子宫出血。西医学认为功能失调性子宫出血是由于调节生殖的神经内分泌机制失常引起的异常子宫出血,而全身及内外生殖器官无器质性病变存在,可分为排卵性和无排卵性两类。

崩漏是指妇女非周期性子宫出血,其发病急骤,暴下如注,大量出血者为"崩";病势缓,出血量少,淋漓不绝者为"漏"。崩与漏虽出血情况不同,但在发病过程中两者常互相转化,如崩血量渐少,可能转化为漏,漏势发展又可能变为崩,故临床多以崩漏并称。青春期和更年期妇女多见。

中医认为本病的发生机制,是冲任损伤,不能固摄,以致经血从胞宫非时妄行。素体阳盛,外感热邪,过食辛辣,致热伤冲任,迫血妄行;情志抑郁,肝郁化火,致藏血失常;七情内伤,气机不畅,或产后余血未净,瘀血阻滞冲任,血不归经发为崩漏。忧思劳倦过度,损伤脾气,统摄无权,而致冲任不固;肾阳亏损,失于封藏,使冲任不固,或肾阴不足致虚火动血,而成崩漏。本病病变涉及冲、任二脉及肝、脾、肾三脏,证候有虚有实。

医案精选

◎案

彭某,女,30 岁,已婚。1997 年 4 月 27 日初诊。主诉:经来月余不净,滴沥不止,时而量多成流,西医检查诊为功能失调性子宫出血,用药未效,欲予清宫,患者不从,故来求治。症见:精神尚可,面白少华,经色鲜红,微感头昏,心烦失眠,口干微苦,腰膝酸软,舌红苔薄,脉细弦数。中医诊断为崩漏。辨证为元阴不足、虚火妄动。治以滋肾固冲、凉血止血。药用 2 剂,服后血量增多,时而如涌,动则加剧,头昏口苦加重,他如上述。又辨证为少阳邪热未解,肝阴不足,肝气偏旺,搏于冲任。治以和解少阳、通利三焦。方用小柴胡汤加减治之。1 剂后诸症减轻,2 剂后血止,唯食纳欠佳,诸症尽除,继以六君子汤加丹参、白芍、麦芽等,调整数剂而愈。

按 小柴胡汤出自张仲景《伤寒论》,具有和解少阳,扶正祛邪,疏利枢机,通调三焦之功效。盖妇人以血为本,以气为用,肝藏血,血得气乃行,气结则血滞。因此治血需先调气,而调气莫要于疏肝,然"肝者……取决于胆",因而斡旋枢机,助胆为用,实乃疏肝之重要环节,所以将小柴胡汤用于治疗妇科疾病,每可应手取效。也再次印证前人"治女从肝"之说。临床具有一些少阳证或类似少阳证的临床表现,均由枢机不利,脏腑失和,清浊升降失调所致,故予小柴胡汤加减治疗而获效。说明运用经方,只要谨守病机,理解方义,分清标本主次,均可临证活用,以达一方多用,异病同治之功。

4. 经行头痛

每逢经期,或行经前后,出现以头痛为主症者,称为经行头痛。其原因主要为内分泌失调,使激素不平衡而水钠潴留,颅内充血、水肿,颅内压升高;或由于激素作用,引起全身小血管扩张,颅内血管扩张而颅内压增高而头痛。

中医学认为本病主要是气血为病。若素体血虚,经行时益感不足,血不上荣,或因瘀血内阻,络脉不调,或因情志内伤,气郁化火,皆可导致本病。

医案精选

◎案

吴某,女,42 岁。2006 年 8 月 12 日初诊。自诉近 2 年来每值经行前 1 周即头痛,失眠等,且渐重,近半年经前甚为痛苦,各种检查未见异常,西医诊为经前期紧张综合征,经治无效。症见:头痛头昏,心烦失眠,不思饮食,口干微苦,乳房胀痛,苔白,脉弦细滑。中医诊断为经行头痛。辨证为邪犯少阳、肝郁气滞。治以疏肝理气、活血通络。方用小柴胡汤加减。

处方:柴胡 24g,黄芩 12g,半夏 9g,白芍 15g,枳壳 12g,川芎 12g,蔓荆子 12g,栀子 12g,青皮、陈皮各 12g,当归 12g,酸枣仁 15g,甘草 6g。日 1 剂,水煎分 2 次服。每值经前 1 周服药。

3 个周期后,服药 20 余剂,头痛不适诸症消除,随访半年未复发。

按 "少阳之为病,口苦、咽干、目眩也","伤寒五六日中风,往来寒热,胸胁苦满,嘿嘿不欲饮食,心烦喜呕……小柴胡汤主之"。乳房为肝经循行,故以和解少阳的小柴胡汤取得满意疗效。

◎案

赵某,女,38 岁,已婚。1997 年 12 月 5 日初诊。患者诉 10 年来出现经前、经行头部胀痛,以经行后头痛明显,有时以一侧头痛明显,头昏头晕,眼眶胀痛,伴经前烦躁,乳房胀痛,疼痛甚时恶心欲吐,手足心热,眠差,大便干燥,小便正常。曾间断服中药治疗,头痛时轻时重,反复发作。现经行第2天,感头胀痛明显,头昏头晕,眼眶胀痛,呈跳痛,恶心欲吐,心烦易怒,手足心热,眠差,纳可,大便干燥。舌质红,少苔,脉细弦。中医诊断为经行头痛。辨证为肝经郁滞、阴虚肝旺。治以疏肝理气、滋肾养肝。方用小柴胡汤合杞菊地黄丸加减。

处方:黄芩10g,法半夏10g,枸杞子10g,菊花10g,生地黄、熟地黄各10g,山茱萸10g,牡丹皮10g,白芍15g,僵蚕10g,川芎10g,白芷10g,夏枯草20g。7剂,日1剂,水煎服。

二诊:诉服药后头胀痛、头昏头晕,眼眶胀痛,恶心欲吐,心烦易怒等症明显减轻,现经净4天,感手足心热,眠差,纳可,大便干燥,舌质红,少苔,脉细弦。

处方:上方去僵蚕、白芷、夏枯草,加地骨皮15g、合欢皮15g、生何首乌24g。3剂,日1剂,水煎服。调治2个月经周期后症状基本缓解。

按 妇人以血为本,肝木刚直,气郁而至水道不通,故口渴,便干。更甚耗伤肾阴。

5. 经行感冒

每值经行前后或正值经期,出现感冒症状,经后逐渐缓解者,称经行感冒。本病以感受风邪为主,夹寒则为风寒,夹热则为风热。多由素体气虚,卫阳不密,经行阴血下注于胞宫,体虚益甚,此事血室正开,腠理疏松,卫气不固,风邪乘虚侵袭;或素有伏邪,随月经周期反复乘虚而发,经后因气血渐复,则邪祛表解而缓解。

医案精选

◎案

申某,女,25岁。1961年3月25日初诊。半年前时值经期,不慎冒雨而感冒,经治好转,但嗣后每当月经来潮,必伴恶寒发热,鼻塞流涕,咳嗽少痰,头痛心烦,口燥咽干,饮食减少,经行不畅,有时乳胀,虽服多种治感冒药,也未能有效,必随经净后,自行逐步缓解。刻下已行经 3 天,诸症显现,脉弦缓滑,舌苔薄白。中医诊断为经行感冒。辨证为太少二阳合病。治以和解少阳、疏风解表。方用小柴胡汤合桂枝汤加减。

处方:柴胡、黄芩、半夏、桂枝、川芎各 6g,当归、白芍、僵蚕、蝉蜕各 10g,甘草 3g,生姜 5 片,大枣 4 枚。3 剂,日 1 剂,水煎分 2 次服。

药尽经净,诸症亦愈。嘱下次行经第 1 天,即服本方 3 剂。连续治疗 2 个月而愈。

█按 恶寒,发热,鼻塞流涕,头痛,脉缓,为太阳中风证;心烦,咽干,饮食减少,乳房胀痛,脉弦,为少阳病。所以用桂枝汤调和营卫,配僵蚕、蝉蜕以加强疏风解表之力;用小柴胡汤和解少阳。川芎、当归二味为佛手散,因行经不畅,故加佛手散以活血化瘀调经。

6.经行泄泻

每值经行前后或正值经期,大便溏薄,甚或水泻,日解数次,经净自止者,称为经行泄泻。平素有慢性腹泻,遇到经行而发作有甚者,亦属本病范畴。其主要发病机制与脾肾二脏密切相关。属西医学之"经前期综合征"范畴。

医案精选
◎案

邱某,女,35 岁。2012 年 5 月 9 日初诊。每值经行,大便泄泻,日 2～3 次,嗳气肠鸣,腹胀隐痛,痛剧则欲临厕,小便短少,这次行经已 2 天,色暗不畅,有瘀块,胁下满,乳房胀,身微热,口苦咽干,口渴,舌苔薄白,脉弦缓滑。中医诊断为经行泄泻。辨证为少阳之气不和、肝实脾虚。治以和解少阳、泻肝扶脾。方用小柴胡汤合痛泻要方加减。

处方:柴胡、黄芩、当归、川芎各 10g,党参、山药、白术、白芍各 15g,防风、陈皮、甘草各 5g,益母草 30g。3 剂,日 1 剂,水煎分 2 次服。

二诊:服上药后经行畅,胀满减,大便尚溏,去当归,继服 3 剂。

三诊:服上药后,经净泻愈。后以此方略为加减,每于行经第 1 天即服,连服 3 个周期月经而愈。

按 经行泄泻,虚者为多。但临床所见,由于少阳之气不和,肝木犯脾者复亦不少。方中柴胡、黄芩和解少阳,宣畅气机;党参、白术、甘草、山药益气健脾止泻;当归、白芍、川芎养血疏肝,化瘀调冲;防风散肝舒脾,陈皮理气醒脾,益母草活血化瘀利水。

7.经行情志异常

每值经行前后,或正值经期,出现烦躁易怒,或情志抑郁,喃喃自语,或彻夜不眠,甚或狂躁不安,经后复如常人者,称为"经行情志异常"。多由于情志内伤、肝气郁结、痰火内扰,遇经行气血骤变,扰动心神而致。属西医学"周期性精神病"范畴。

医案精选

◎案

王某,女,39岁。1978年4月20日初诊。平素善愁易怒,每于经行之时,乱梦纷纷,常从噩梦中惊醒,神志恍惚,心悸不宁,胸胁胀满,小便短少,大便秘结,行经不畅,夹瘀色暗,舌苔薄,脉弦数。中医诊断为经行情志异常。辨证为肝气郁结、血不养肝、魂不守舍。治以疏肝解郁、和解泄热、重镇安神、养血调经。方用柴胡加龙骨牡蛎汤加减。

处方:柴胡、黄芩、半夏、党参各10g,丹参10g,生龙骨、生牡蛎各30g,茯苓、大枣、小麦各15g,甘草、制大黄各6g。5剂,日1剂,水煎分2次服。

药后诸症好转,后以此方加减,调治半年而愈。

按 肝藏魂,性喜条达而恶抑郁,若情志内伤,以致郁而不达,经行之时,血注冲任,阴血相对不足,血不养肝,致魂不守舍而发经行情志异常。方中小柴胡汤疏肝解郁,和解泄热;加生龙骨、生牡蛎重以镇怯,安神而止烦惊;大黄泄热和胃,化瘀通便;茯苓宁心利小便,得半夏化痰定惊;丹参活血化瘀,养血安神;甘麦大枣汤甘缓滋补,柔肝缓急,养心安神。

8.痛经

正值经期或经期前后出现周期性小腹疼痛或痛引腰骶,甚至剧痛晕厥者,称为痛经,又称"经行腹痛",西医妇产科分为原发性痛经和继发性痛经。原发性痛经又称功能性痛经,是指生殖器官无器质性病变者。由于盆腔器质性疾病如子宫内膜异位症、子宫腺肌病、盆腔炎或宫颈狭窄等所引起的属继发性痛经。中医学认为,本病病位在子宫、冲任,以"不通则痛""不荣则痛"为主要病机,其常见病因病机有气滞血瘀、寒凝血瘀、湿热瘀阻、气血虚弱和肾气亏损等。

医案精选

◎案

某,女,15岁。2004年8月1日初诊。患者行经1年余,每经行时小腹胀痛拒按,牵引乳房胸胁胀痛,经尽痛止,经色暗红,量多质稠有块,烦躁易怒,口苦咽干,神疲乏力,纳差,苔薄黄,脉弦数。中医诊断为经行腹痛。辨证为肝郁化热、气滞血瘀。治以疏肝解郁、活血化瘀。方用小柴胡汤加减。

处方:柴胡、黄芩、栀子、半夏、郁金各12g,延胡索、丹参、蒲黄(包煎)、五灵脂(包煎)各15g,炙甘草6g,大枣4枚,生姜3片。2剂,日1剂,水煎分2次服。

二诊:服上药2剂后,诸症悉平。嘱每次月经将临之时,服2~3剂,连服3个月后,痛经未发作。

◎案

唐某,女,20岁。2003年7月6日初诊。痛经1年余,久治不愈,以致每次月经来潮时精神紧张,其疼痛亦随之加重,并牵引乳房胸胁作胀,经尽痛止。血色暗,量多,质稠有块,烦躁易怒,泛恶欲呕,口苦咽干,苔薄黄,脉弦细数。中医诊断为经行腹痛。辨证为肝郁化火、气滞血瘀、胃气失和。治以疏肝解郁、活血化瘀。方用小柴胡汤合失笑散加减。

处方:柴胡15g,黄芩15g,郁金15g,延胡索15g,赤芍15g,半夏12g,五灵脂10g,蒲黄15g,大枣10g,香附15g,甘草3g。3剂,日1剂,水煎分2次服。

二诊:服上药3剂后,诸症悉平。嘱每次月经将临之时服上药2剂,连服半年,以巩固疗效。随访,痛经未作。

◎案

王某,女,19岁。2000年7月10日初诊。因痛经1年余,治疗效果不佳,以致每次月经来潮时,精神紧张,致痛亦随之加重。症见:经行时小腹胀痛拒按,牵引乳房胸胁胀痛,经尽痛止。色暗红,量多质稠有块,烦躁易怒,泛恶欲呕、口苦、咽干、神疲纳差,苔薄黄,脉弦数。中医诊断为经行腹痛。辨证为肝郁化火、气滞血瘀、胃气不和。治以疏肝解郁、活血化瘀。方用小柴胡汤合失笑散加减。

处方:柴胡12g,黄芩12g,栀子12g,佛手5g,郁金12g,延胡索12g,丹参15g,蒲黄10g(包煎),五灵脂10g(包煎),半夏10g,大枣10g,甘草5g。2剂,日1剂,水煎分2次服。

服上药2剂后,诸症悉平。属每次月经将临之时,服1~2剂,连服3个月后,痛经未发作。

按 少女原发性痛经与多次发作,精神紧张有密切关系,而致肝气郁滞化热,气滞血瘀。方用柴胡、郁金疏肝解郁;用延胡索、丹参、蒲黄、五灵脂活血化瘀止痛,使血行瘀化则气机畅达,两相配伍,相得益彰,以收通则不痛之效。佐黄芩、栀子清泄肝火;半夏、甘草、生姜益气和中。全方具有疏肝解郁、活血化瘀之功,使顽疾除,故获良效。

9. 闭经溢乳综合征

非产褥期妇女或产妇在停止哺乳1年后,出现持续性溢乳,且伴有闭经者。闭经溢乳综合征是一种非生理状态下乳房分泌乳汁和闭经同时存在的综合征。乳汁分泌的量从挤压时有少量到漏奶。尚可伴血泌乳素(PRL)增高、不孕、性欲减退等现象。主要是由于下丘脑-垂体功能紊乱所致。其病因主要有:垂体肿瘤、原发性甲状腺功能低下、多囊卵巢综合征、药物、胸壁创伤或刺激乳头。

中医记载上尚未见此类病症,目前中医界按其出现症状头痛,目胀,口干,五心烦热,闭经,舌红,脉细数等表现,可将其病因归属肝气郁结化火、肝肾阴虚,用清补肾肝方法以达疏通调经之目的。

医案精选

◎案

郭某,女,33岁。1994年5月30日初诊。结婚12年未孕,现闭经半年,双侧乳房乳汁自出,色白质稠,伴头疼,心烦,性情急躁。半年前曾在某市精神病院检查排除精神病。症见:形体肥胖,面色萎黄,面颊部潮红,挤压乳头有稠浓白色乳汁,量多;乳房无压痛。舌质红暗,苔黄,脉弦细。妇科检查示:阴道红,畅通,宫颈(-),子宫大小正常,质中等,双侧附件(-)。在某医学院做内分泌检查:血泌乳素 135mg/ml,脑蝶鞍部 CT 未发现垂体微腺瘤。中医辨证为肝肾阴虚、肝火亢盛、脾胃虚弱。治以滋阴降火、理气健脾、化痰祛湿,佐以固涩。方用小柴胡汤加味。

处方:柴胡 15g,黄芩 10g,半夏 10g,生姜 10g,大枣 10g,甘草 10g,党参 15g,当归 15g,芍药 15g,川芎 6g,茯苓 15g,泽兰 10g,生地黄 10g,知母 10g,黄柏 10g。7 剂,日 1 剂,水煎服。

二诊:服上药 7 剂后,乳汁明显减少,头痛减轻。加减治疗 1 个月,乳汁全无,月经来潮,后又调任冲补肝肾,治疗半年而怀孕。头痛消失,后产一男婴。

按 伴头痛,心烦,性情急躁、脉弦为柴胡证。气血不足则脉细,所以证属肝肾阴虚,肝火亢盛,脾胃虚弱。治当滋阴降火,理气健脾,化痰祛湿,佐以固涩。处以小柴胡汤加味。

◎案

杨某,女,17 岁。2014 年 8 月 25 日初诊。患者平素即月经前后参差不齐,有痛经史。半年前曾因闭经西医以人工周期治疗后月经来潮,3 个月前因学习紧张月经未再来潮,今考试结束,特来求中医治疗。症见:精神差,纳少,身体偏瘦,晨起时感口中发苦,二便尚调,睡眠一般,舌质淡,苔薄白,脉沉细弦。中医诊断为闭经。辨证为少阳气郁不舒、血虚水停。方用小柴胡汤合当归芍药散加减。

处方:柴胡 15g,黄芩 10g,半夏 10g,生姜 10g,大枣 10g,甘草 10g,党参 15g,当归 15g,芍药 15g,川芎 6g,茯苓 15g,泽泻 10g,白术 10g,香附 10g,郁金 10g,泽兰 10g。3 剂,日 1 剂,水煎服。

二诊:服上药 3 剂后,月经来潮。嘱其以后每次月经前 1 周服上药 2 剂,调整心态,增加营养,加强锻炼,半年后月经恢复正常。

按 小柴胡汤不但有和解少阳,疏肝利胆之功,尤能解郁调气,开郁散结。患者平素身体不健,气血不足,肝失血养而郁结不舒,脾失健运而生化无源,清晨为少阳主令,晨起时口苦为少阳之气郁结不舒,胆热上犯之象,脉沉细弦者血虚而肝郁。小柴胡汤香附、郁金解郁调气,使肝气复疏;当归芍药散养血健脾利湿;泽兰活血利水,因血不利则为水也;浮小麦养心宁神,治心之躁急即甘麦大枣汤之意。另外,用本方治疗青春期少女月经不调,每获良效。

10. 经行抽搐(月经期中风)

正值经行或经行前后出现牙关紧闭,四肢抽搐等症状,伴随月经周期性发作,称为月经期中风。本病早在《伤寒论》中就有记载,名之为热入血室,其病机亦与热入血室相似。

医案精选

◎案

刘某,女,16岁。1998年3月4日初诊。患者身体平素健康,发育良好,以往月经正常,唯来月经时持续时间较长,数量较多,颜色鲜红,无血块,有痛经史。此次月经来后第4天,晨起突然牙痛,张口闭口困难,牙关发紧,原口腔科门诊就诊,经检查并未发现异常,故转中医就诊治疗,查时有抽搐持续约2分钟,神经系统检查未发现异常。中医诊断为痉证。辨证为三阳合病、血虚风动。方用小柴胡汤加减。

处方:柴胡24g,甘草9g,葛根30g,天花粉12g,白芍10g,生牡蛎15g。3剂,日1剂,水煎分2次服。

二诊:服药后再未出现抽搐,舌尖红,苔薄黄,脉沉细。辨证为三阳为痛,余热未清。故仍用本方加减。

处方:柴胡15g,黄芩12g,党参15g,甘草10g,茯苓10g,生姜6g,杏仁10g,葛根15g,大枣4枚。3剂,日1剂,水煎分2次服。

三诊:服上药3剂后,诸症自愈,上方去黄芩加茯苓12g治之。后经数月,随访得知,服上药后诸症消失,抽搐再未复发。

> **按** 月经期中风,早在《伤寒论》中就有记载,名之为热入血室,即"妇人伤寒,发热,经水适来,昼日明了,暮则谵语,如见鬼状者,此为热入血室,无犯胃气,及上二焦,必自愈"。若不解者,亦可刺期门或用小柴胡汤加减治之。此少女经期抽风,深究其病机亦与热入血室相似,以法治之,也取卓效。

11. 月经先后无定期

指月经周期时或提前时或延后 7 天以上,连续 3 个周期以上者。究其原因是气血失于调节而导致血海蓄溢失常。多由肝气郁滞或肾气虚衰所致,而以肝郁为主。西医功能失调性子宫出血出现的本病症可按此治疗。

医案精选

◎案

某,女,36 岁。月经不调数年,时而提前数日,时而错后数日。每经期将至即头晕心烦,急躁易怒,恶心呕吐,口苦咽干,寒热往来,少腹疼痛,舌苔薄白,脉弦数。中医诊断为月经不调。辨证为冲任失调、肝肾不足。治以调节冲任、补肝益肾。方用小柴胡汤加减。

处方:柴胡 12g,半夏 10g,黄芩 10g,党参 12g,甘草 6g,生姜 10g,当归 9g,白芍 12g,延胡索 10g,大枣 5 枚。3 剂,日 1 剂,水煎服。

二诊:服上药 3 剂后,诸症好转,此后每至经期服 3 剂,连服 6 个周期而愈。

按 月经先后无定期主要病机是肝肾功能失调,冲任功能紊乱,血海蓄溢失常,多为肝郁气结,木邪乘土,故以小柴胡汤加味治疗月经失调兼有恶心呕吐者效果尤佳。

二、带下病

带下量明显增多,色、质、气味异常,或伴有阴部及全身症状者,称为带下病。本病应与杂病中的阴痒互参,因为两病常同时存在。西医所称的女性生殖系统炎症,表现为带下异常为主时,可参本病辨证论治。本病发生的病因病机主要是脏腑功能失常,湿从内生;或下阴直接感染湿毒虫邪,致使湿邪损伤任带,使任脉不固,带脉失约,带浊下注胞中,流溢于阴窍,发为带下病。

医案精选

◎案

李某,女。2013 年 12 月 5 日初诊。患者因丧夫而抑郁悲伤,继而两胁胀痛,泛恶纳差,伴白带量多,质稠黏而有臭气,小便黄,苔薄黄而腻,脉弦缓。中医诊断为带下。辨证为肝郁不达、木不疏土，脾湿内生、郁而化热、湿热下注、损及任带。方用小柴胡汤加减。

处方：柴胡 15g，半夏 12g，黄芩 15g，郁金 15g，苍术 15g，黄柏 15g，茯苓 15g，泽泻 15g，薏苡仁 30g，白果 15g，甘草 10g，大枣 10g。5 剂，日 1 剂，水煎服。

二诊：服上药 5 剂后，白带明显减少，神清纳香，泛恶消失，苔薄白腻，脉转缓。说明木已冲和条达，脾湿尚未尽除，故又予完带汤加味，调治 1 周而安。

按　缪希雍云："肝气郁则脾受伤，脾伤则湿土之气下陷，是脾津不守，不能输为营血，而下白滑之物，皆由肝木郁于地中使然。"可见带下一病，主要责之肝脾失和，湿浊下注，任带不固。方用小柴胡汤疏肝解郁，使"风木不闭塞于地中"，且能疏土；伍三妙散燥湿运脾，且能泄热。脾实得运，"地气自升腾于天上"，自无带下之患矣。

三、妊娠病

1. 妊娠恶阻

妊娠恶阻是妊娠早期最常见的疾病，其主要症状是呕吐，轻者仅晨起后恶心呕吐，重者稍进食即吐，或不食亦吐，吐出物呈泡沫黏液，或胆汁及血液，呕吐继续则脉搏加快，皮肤干燥，尿少，呈现气阴两伤的严重证候，即脱水或酸中毒表现。本病发生的病因病机主要是脏腑功能失常，多涉及肝、脾、胃等脏腑。与肝脾不和，肝胃不和相关。

医案精选

◎案

罗某，女，24 岁。1996 年 5 月 2 日初诊。停经 54 天，脘腹满闷，恶心欲吐，神疲肢软，头晕思睡，不欲饮食。近 4 天来，口涎增多，呕吐日甚，食入则吐，有时饮水也作呕，口苦咽干，心烦多梦，舌苔薄黄，脉弦滑。尿妊娠试验阳性。中医诊断为妊娠恶阻。辨证为肝胃不和、胃气上逆。治以疏肝和胃、降逆止呕。方用小柴胡汤加减。

处方:柴胡 5g,黄芩 10g,半夏 12g,人参 10g,竹茹 15g,紫苏梗 10g,黄连 3g,炙甘草 3g,生姜 10g,大枣 5 枚。3 剂,日 1 剂,水煎分 2 次服。

二诊:服上药 3 剂后,呕吐得止,胃可纳谷。

按 治疗本病一般中医教科书及有关妇科临床图书,均以辨证分型治疗,对有丰富临床经验的医生来说并不困难,对初学中医的人员来说尚存在一定困难,不易掌握。有鉴于此采用加味小柴胡汤不分型治疗,亦取得满意疗效。小柴胡汤原治疗伤寒少阳证及妇人热入血室等症。妊娠恶阻的很多症状类似少阳证,在此方基础上加竹茹、藿香、砂仁等增强降逆止呕、温中清热化湿之功的药物,尤其加用伏龙肝一味其效更佳,无论寒热虚实病症,用之均效。另有认为,小柴胡汤中柴胡疏肝解郁;法半夏、生姜和胃化痰、降逆止呕;人参、大枣、炙甘草补中益气;黄芩清热安胎。临床凡症见呕吐心烦、不思饮食、胸胁胀满、脉弦滑者,均以小柴胡汤加味治疗,多取良效。另有认为,小柴胡汤中党参、大枣益气健脾,柴胡、黄芩清肝和胃,制半夏、生姜降逆止呕。故应用于妊娠剧吐效如桴鼓,屡试屡验。但要中病即止,因小柴胡汤中有半夏,虽为制半夏或姜半夏,其毒性大减,但总恐其多用、久用、剂量过大而有伤胎元。另有认为,小柴胡汤全方辛开苦降,调和胎气,药后上焦得通,津液得下,胃气因和而胎安逆降,恶阻瘥愈。

2. 妊娠感冒

妊娠期间感触风邪或时行病毒,引起肺胃功能失调,出现鼻塞、流涕、打喷嚏、头痛、恶寒、发热、全身不适等主要临床表现的感冒症状。妊娠期间孕妇的免疫力较差,容易受到病原体的侵害,因此,相对来说较未怀孕时更容易患感冒。感冒病毒对胎儿有直接影响,造成高热和代谢紊乱。病毒可透过胎盘进入胎儿体内,可能造成先天性心脏病以及兔唇、脑积血、无脑和小头畸形等。而高热及毒素又会刺激孕妇子宫收缩,造成流产和早产,新生儿的死亡率也增高。胎儿受感冒影响发生畸形与患病时所处孕期早晚有关。尤其妊娠 12 周以内,胚胎各个器官尚未完全分化,容易受影响,越是妊娠早期,发生畸形的可能性越大。

医案精选

◎案

陈某,女,25 岁。1995 年 4 月 6 日初诊。自诉妊娠 3 个月以来,寒热时作,胸闷心烦,干呕口苦,食欲不振,头晕目眩。发热时体温可达 37℃以上,过后则体温正常,舌质淡,苔薄白,脉弦滑。查血常规、尿常规均正常。此乃妊娠停经之际,感受外邪,邪郁少阳之地,经停不行,邪即不得外泄,久而不愈。中医诊断为妊娠恶阻。辨证为邪郁少阳。治以和解少阳,少佐安胎之品。方用小柴胡汤加减。

处方:柴胡 10g,黄芩 10g,半夏 9g,党参 10g,白术 10g,炙甘草 6g,生姜 10g,大枣 5 枚。2 剂,日 1 剂,水煎服。

二诊:服上药 2 剂后,效果显著,热退,症状好转。之后未再复发,取得较好临床疗效。

四、产后病

1. 产后发热

产褥期内,以发热为主症,出现发热持续不退,或突然高热寒战,并伴有其他症状者,称为产后发热,是产后常见的并发症。产褥期间生殖道创面受致病菌感染,从而引起局部或全身炎症,发高热。其病因有内源性感染和外源性感染两种。其病因为分娩时产伤和出血,邪毒乘虚侵入胞中,正邪交争,营卫失调,致令发热;或产后失血伤气,百脉空虚,腠理不密,卫外不固,感受时邪而致发热;或产后恶露不尽,瘀血停滞,久而作热;或由于产时或产后失血过多,阴血暴虚,阳无所附,以至于阳浮于外而发热;或产后脾运未复,饮食失节,运化失司,食滞化热;或产后乳络不畅,以致乳汁不下,蕴阻乳络,久而发热。

医案精选

◎案

刘某,女,25 岁。1999 年 11 月 7 日初诊。产后 4 天突然寒战发热,伴头痛口渴,约1小时后热退症减,连续4天午后发作,曾服西药无效。自诉寒热时作,头晕头痛,胸闷脘痞,干呕口苦,小便疼痛,大便调,产后6天恶露量少,乳汁通畅,T 39℃,皮肤无斑疹,舌质淡红,苔薄黄,脉弦数。查血常规、尿常规无明显异常。证属产后体虚,外邪乘虚犯及少阳。治以和解少阳,佐以养血化瘀。方用小柴胡汤合生化汤加减。3剂后寒热未作,恶露正常,又进2剂而差。

〔按〕乳房为肝经循行。生化汤是治疗产后瘀血恶露不尽的代表方,具有化瘀生新之功。故以和解少阳的小柴胡汤合生化汤取得满意疗效。

◎案

某,女,27岁。2002年5月14日来诊之前1胎顺产一男婴,产后第3天,因不慎寒温,将息失调而致寒热,始感形寒不适,第2天即高热恶寒,无汗身痛,口苦咽干,恶露减少,小腹满痛。用庆大霉素、甲硝唑等药治疗2天,恶寒减轻,发热不减,用西药解热剂,汗出热不解,晚间体温高达39.5℃,求中医诊治。症见:体肤蒸热,朝轻暮重,心烦口苦,少腹阵痛,至晚时有神昏谵语,舌质绛红,舌苔薄黄,脉弦数。中医诊断为产后发热。辨证为邪郁少阳、郁而发热。方用小柴胡汤加减。

处方:柴胡、黄芩、半夏、青蒿、当归各10g,丹参、白芍、大血藤各15g,白豆蔻、甘草各3g。2剂,日1剂,水煎服。

二诊:服上药后,患者蒸蒸而振,濈然而出,体温渐降,继服2剂。

三诊:服上药后,体温续降,恶露量增多,腹痛消失。继服2剂而愈。

〔按〕小柴胡汤为张仲景所创,乃治疗外感邪入少阳及肝胆疾病的重要方剂。然女子以血为本,肝为女子之先天,肝藏血而主疏泄,外邪侵袭,情志刺激,或他病相传,每致气血不和,肝胆经气不利,脾胃升降失常,而发经、带、胎、产诸疾。辨证论治每以小柴胡汤加减,常能收到良好的效果。另有认为,小柴胡汤具有和解少阳,扶正祛邪,疏利枢机,通调三焦之功效。盖妇人以血为本,以气为用,肝藏血,血得气乃行,气结则血滞。因此治血需先调气,而调气莫要于疏肝,然"肝体阴用阳""凡十一脏取决于胆",因而斡旋枢机,助胆为用,实乃疏肝之重要环节,所以将小柴胡汤用于治疗妇科疾病,每可应手取效。也再次印证前人"治女从肝"之说。又云,胆囊之疾,原要忌食高脂肪、高蛋白,但一般产后,为了增加乳汁,难免比平时多吃,故容易引起旧疾复发。又因产后血室空虚,邪气容易乘虚而入,盘踞于肝胆之经,以致少阳之气不和。方用柴胡、黄芩、半夏、青蒿和解少阳,利胆清热;丹参、当归、白芍、甘草、大血藤养血活血止痛;白豆蔻行气和胃止呕,又可消蛋白之积。又云,产后恶露当下,因邪热内传,与瘀血相搏,使败血不除,邪气不散,正邪相争,热势难退。用小柴胡汤解表和里,使热邪外出,血结内散,发热自退,腹痛遂愈。但产后必虚,虽柴胡、黄芩不可过用,当中病即止,另需加丹参、当归以养气血,白豆蔻以顾胃气,方保无虞。

2.产后抑郁

产后抑郁是以产妇在分娩后出现情绪低落、精神抑郁为主要症状的疾病,是产褥期精神综合征中最常见的一种类型,西医学称之为"产褥期抑郁症"。本病一般在产后1周开始出现症状。产后4~6周逐渐明显,平均持续6~8周,甚则长达数年。常见病因有心脾两虚、瘀血内阻、肝气郁结。

医案精选

◎案

某,女,28岁。2011年10月4日产一女婴,因其家人心存偏见,见生一女孩,心存不满,反应比较冷淡,致使患者甚感委屈,终日流泪,产后出现时而烦躁、暴怒,时而冷漠、苦楚,有负罪感和轻生念头。经用博乐欣、阿普唑仑等药治疗20天,病情无好转。患者嘿嘿不欲食,烦乱不宁,四肢筋惕,夜不能寐,痛不欲生。查其面色潮红,两目无神,舌质暗红,舌苔黄腻,脉弦数。中医诊断为郁证。辨证为肝郁脾虚。治以疏肝解郁。方用小柴胡汤加减。

处方:柴胡12g,黄芩15g,清半夏18g,太子参12g,甘草9g,栀子10g,淡豆豉10g,合欢皮30g,佛手12g,灯心草1g。3剂,日1剂,水煎服。

二诊:能进饮食,烦减、筋宁,但心情仍显郁闷。守方加桃仁10g、红花10g,续服5剂。

三诊:舌淡脉平,诸症减轻。易归脾丸(浓缩丸),8粒,每日3次,口服2周,恢复如初,随访半年无复发。

按 产后抑郁是产妇精神过度紧张,或受情志刺激而导致的精神症状,也有人认为与产后机体内分泌变化有关。中医无此病名,但有"子烦"一病与之颇似。《重订严氏济生方》云:"妊娠……而苦烦闷者,由母将理失宜,七情伤感,心惊胆怯而然也。"《校注妇人良方》则认为心肺虚热,痰积于胸,停痰积饮,寒热相搏为本病的病机,小柴胡汤寒热并用,攻补兼施,条达上下,宣通内外,和畅气机,能解肝郁,清痰热,宽胸膈,除心烦,使热解郁伸,心气清和,烦闷自退。

五、妇科杂病

1.乳腺增生病

乳腺增生病是最常见的乳房疾病,其发病率占乳腺疾病的首位。乳腺增生病可发生于青春期后任何年龄的女性,但以 30～50 岁的中青年妇女最为常见。其主要临床特征为乳房肿块和乳房疼痛,一般常于月经前期加重,行经后减轻。乳腺增生病重的一小部分以后有发展成为乳腺癌的可能性。

乳腺增生病属中医学"乳癖"范畴。乳癖多系忧思郁怒伤肝,气血凝滞运行不畅,气阻痰湿不化,阻滞乳络而成。《疡科心得集》云:"乳癖,良由肝气不舒郁积而成。"又云:"乳属阳明,乳中有核,何以不责阳明而责肝?以阳明胃土最畏肝木,肝气有所不舒,胃见木之郁,唯恐来克,伏而不扬,气不敢舒;肝气不舒,而肿硬之形成……不必治胃,但治肝而肿自消矣。"足厥阴之脉贯膈,布胁肋,上注于肺,乳头属肝。肝体阴而用阳,体阴者,主乎藏血也,用阳也,主乎疏泄也,若情志不畅,疏泄失常,肝气郁结,可见乳胀乳痛。乳房的生理病理直接受冲任二脉经气盈亏调节的,特别是肝、胃二经发病最为常见。

医案精选

◎案

李某,女,32 岁。患者双侧乳房疼痛伴有肿块 1 年余,经乳腺液晶热图检查,结果:局限性热区(左右),花斑状小温差热区,及远红外乳腺扫描,确诊为乳腺小叶增生症。检查:患者双侧乳房外上象限可叩及肿块各 1 个,左侧约 2cm×1.5cm,右侧约 1.5cm×1cm,肿块均为表面光滑,不与皮肤、筋膜粘连,推之移动,质韧不坚,皮色不变。月经来潮前,乳房胀痛加重,经后减轻,情绪波动时痛甚,烦躁易怒,二便正常,舌淡红,苔薄白微腻,脉弦细。中医诊断为乳癖。辨证为肝郁气滞、脾虚痰凝。治以疏肝健脾、化痰散结。方用小柴胡汤加减。

处方:小柴胡汤加鳖甲珠10g、橘核15g、生牡蛎30g、丝瓜络6g。6剂,日1剂,水煎服。

二诊:服上药6剂后,乳房胀痛消失,肿块变软,但胃脘不适。上药加砂仁10g,继服10剂。

三诊:服上药10剂后,右侧乳房肿块消失,左侧乳房肿块明显缩小为0.5cm×0.5cm,余症消失。守上药去砂仁服10剂。

◎案

孙某,女,36岁。乳房有肿块,胀痛不已,每因情绪波动及经前期更甚,经红外线检查示:双侧乳腺小叶增生。经行月经量较少,色黑有瘀块,心烦易怒,口苦口干,舌质暗、散布瘀点,苔白,脉弦细。中医诊断为乳癖。辨证为肝郁气滞、痰瘀互凝。治以疏肝解郁、活血化瘀祛痰。方用小柴胡汤加减。

处方:醋柴胡15g,炒黄芩15g,太子参30g,法半夏15g,郁金30g,川楝子20g,炒鳖甲珠15g,夏枯草30g,延胡索20g,橘核15g,香附15g,桃仁15g,炙甘草10g。4剂,日1剂,水煎服。穿山甲研细粉用药汤兑服。

二诊:服上药4剂后,患者乳房胀痛症状缓解,乳房结块柔软,压痛不显,情绪明显好转。每次月经来临前1周加黄芪30g、白芍15g,服2剂,连服6个月经周期,患者乳房结块消失,经行正常。

按 小柴胡汤是《伤寒论》治少阳病的主方,并指出:"伤寒中风,有柴胡证,但见一证便是,不必悉具。"这就说明只要有一证,二证或三证就可以使用小柴胡汤治疗。而乳房病由于与肝、脾、胃、冲任等经均有密切关系,其病时,出现的症状中总有小柴胡汤证的一证或几证,故用小柴胡汤加减治疗乳房病而取效。中医学认为,根据中医理论拟定加味小柴胡汤,方剂中醋柴胡、法半夏为主,疏肝理气,散结止痛;橘核、郁金、炒鳖甲珠、夏枯草等软坚散结为辅,加强主药消散之力;佐以太子参顾护正气,使攻邪不伤正;炒黄芩化解郁久之热,柴胡兼可引药入经,香附、延胡索、川楝子活血养血止痛。半夏健脾化湿祛痰,整方配伍使滞者行,结者散,瘀者通,病得除。现代药理学研究亦证实,疏肝理气、活血化瘀方能纠正激素的大环境失衡,调节激素内分泌,降低雌激素受体含量,使乳腺组织对雌激素敏感性降低,缓解乳腺增生。

2. 盆腔炎

盆腔炎分急性和慢性两种,急性盆腔炎是较为严重的妇科疾病,多在产后、手术后、流产后由病菌感染或经期不注意卫生以及邻近器官疾病(阑尾炎等)蔓延所致;慢性盆腔炎多为急性盆腔炎治疗不及时所致。慢性盆腔炎急性发作时,严重者可发展为慢性腹膜炎、败血症,甚至中毒性休克。急性盆腔炎及慢性盆腔炎急性发作临床多可见热入血室证。

医案精选

◎案

张某,女,23岁。1992年10月22日初诊。患者以往月经正常,1个月前适值经期,感受风寒,经水适断,至今未行。伴寒热往来,头痛目眩,口苦纳差,干呕心烦,胸闷胁胀,五心烦热,手足发痒,舌质暗红,苔薄黄,脉弦细。中医诊断为月经衍期。辨证为热入血室。病系经期血海空虚,风寒之邪乘虚侵袭,与气血相搏,阻于胞宫,邪郁化热,肝胆疏泄失常,少阳枢机不利。治以提透下陷之邪,清解内郁之热,佐以凉血活血之品。方用小柴胡汤加减。

处方:柴胡15g,黄芩15g,半夏12g,党参12g,郁金10g,生地黄15g,牡丹皮12g,桃仁12g,红花12g,香附10g,白芍10g,炙甘草10g,生姜10g,大枣5枚。3剂,日1剂,水煎服。

3剂后诸症大减,又进3剂,月经来潮而安。

按"妇人中风,七八日续得寒热,发作有时,经水适断,此为热入血室,其血必结,故使如疟状,发作有时,小柴胡汤主之。"故方选小柴胡汤加减。3剂后诸症大减,又进3剂,月经来潮而安。

◎案

王某,女,32岁。2015年3月20日初诊。患者腰酸下坠,腹痛,白带多而黄,乏力,身困,口干口苦2年余。曾多次做B超及妇科检查均提示:子宫增大,双侧附件增厚。西医诊断为慢性盆腔炎。经西药抗炎及中药治疗,自觉时轻时重,白带增多,色黄质稠,臭气难闻,腰痛如折,小腹绵绵而痛,痛无定时,性欲淡漠,神疲,心烦喜怒。月经35~40日1行,量多色暗,有血块,经期诸症加剧。症见:面色暗黄,两颊部有黄褐斑,舌质红暗,苔黄腻,脉弦细。妇科检查:阴道潮红,宫颈轻度糜烂;宫颈肥大,子宫质硬、压痛,活动差,略大;双侧附件增厚,压痛。中医诊断为带下。辨证为湿热瘀阻、气血不和。治以清热利湿、活血化瘀,佐以疏肝补肾。方用小柴胡汤加减。

处方:柴胡15g,党参10g,当归、红花、赤芍、川楝子、薏苡仁、续断各15g,黄芩、半夏、川芎、桃仁、三棱、败酱草、甘草、生姜各10g。

加减治疗2个月,配以少腹部TDP照射,诸症皆愈。面部黄褐斑亦消失。妇科检查:子宫大小正常,附件(-)。

【按】"热入血室"证名首见于张仲景的《伤寒论》,历代医家论述颇多,众说纷纭。"热入血室"为妇人所独有,其病位在胞宫,血室空虚,邪热乘虚而入为其主要发病原因,二者缺一不可。其证候性质大多属实热证。"热入血室"常发于经期,以发热恶寒或寒热如疟或高热,或兼有谵语如见鬼状、胸胁下满如结胸状等为主症,与西医学所谓的"急性盆腔炎""子宫炎症"等甚为相似。以西医学观点,妇女月经期、分娩前后,生殖器官防御功能遭到破坏,抵抗能力降低,细菌迅速侵入子宫肌层或生殖系统组织引起炎症,虽局部反应不一定很明显,但全身症状严重,常发热恶寒,或突然发热寒战,中毒症状严重者则可见高热、谵语等。从其发病过程中的某些阶段来看,以急性期的临床表现与《伤寒论》中"热入血室"的病理机制相似,当正邪相争之时,可用透邪达表、从外而解之法,使邪从外解,临床用之,疗效确实。热入血室患者多为小柴胡汤证,在临床上应以辨证为前提,灵活应用。方中柴胡、黄芩为君药,柴胡疏解肝气,提举陷入血室之外邪,使之透表外出;黄芩苦寒泄热,使半里之热邪得以内彻。临床随证灵活加减,因而取效满意。又有认为小柴胡汤为治疗外感邪入少阳及肝胆疾病的重要方剂。然女子以血为本,肝为女子之先天,肝藏血而主疏泄,外邪侵袭,情志刺激,或他病相传,每致气血不和,肝胆经气不利,脾胃升降失常,而发经、带、胎、产诸疾。辨证论治每处以小柴胡汤加减,常能收到良好的效果。另有认为,慢性盆腔炎的发病部位仍属肝胆循行部位,以湿、热、瘀、虚四者为病理特点,方以小柴胡汤合仙方活命饮加减治疗,通过和解扶正、清热化湿、祛瘀通络、软坚散结而取效。另有认为,急性盆腔炎属热入血室。为妇人所独有,其病位在胞宫。血室空虚,邪热乘虚而入为其主要发病原因,二者缺一不可。无论妇人经水时来时断,还是产后或施行人工流产,引产术后,在血室空虚之际而感受外邪所致外感病者,都有可能导致热入血室的发生,不必拘于经水时来时断。其证候性质大多属实热证。与西医学所谓的"急性盆腔炎""子宫炎症"等很相似。从其发病过程中的某些阶段来看,以急性期的临床表现与《伤寒论》中"热入血室"的病理机制相似,当正邪相争之时,可用透邪达表,从外而解之法。使邪从外解这一治法,治疗该证颇多,疗效确实。另认为,慢性盆腔炎,病程长,病机复杂,易耗损正气,而伤肝肾,属正虚邪实之证。应用小柴胡汤清热利湿,益气化痰,疏肝健脾,佐以活血补肾之品,标本兼治,病乃速愈。

3. 术后发热

妇产科术后出现发热一般波动在 37.5 ~ 38℃,且持续时间不会很长,若超过 5 ~ 7 日,多是伤口感染所致,其次有腹水、静脉输液时的输液反应、留置导尿管所引起的尿路感染和肺部感染等。

医案精选

◎案

闫某,女,37 岁。2004 年 6 月 14 日初诊。因"子宫肌腺瘤"住入医院妇产科。2004 年 6 月 17 日行子宫次切术,术后常规抗感染、补液等治疗。术后第 4 天,体温上升至 38.2℃,血常规:WBC 6.61×10^9/L,N% 71% ,HGB 130g/L,PLT 167×10^9/L。B 超:盆腔扫查未见明显异常。继续抗感染治疗。术后第 8 天,发热仍徘徊在 38 ~ 38.4℃,血常规:WBC 6.57×10^9/L,N% 82% ,HGB 12.9g/L,PLT 176×10^9/L,尿常规及胸透正常。B 超提示:盆腔未见明显异常。遂邀中医会诊。症见:寒热往来,连日不解,口苦作恶,胸痞,不思饮食,舌淡红,苔白腻,脉弦数。中医诊断为发热。辨证为术后阴血亏损,邪乘虚入,居于肝胆之任,少阳之气不和,营卫失调。治以疏利肝胆、清热利湿。方用小柴胡汤加减。

处方:柴胡10g,黄芩10g,制半夏10g,太子参15g,藿香10g,佩兰10g,生薏苡仁30g,六一散15g(包),金银花15g,连翘15g,大腹皮10g,厚朴10g。3剂,日1剂,水煎服。

服药1剂,得汗热减,服2剂体温退至37.4℃,服3剂后热罢,感胸闷,腹不适,下气多,便干,纳差,脉弦细,苔薄白腻。

处方:上方去藿香、佩兰、大腹皮,加神曲、石斛、炒谷芽、炒麦芽各15g,扁豆衣10g,续服3剂,以资巩固。

二诊:6月28日查血常规:WBC 6.88×10^9/L,N% 58%,HGB 132g/L,PLT 231g/L,其他检查也无异常,予以出院。后在门诊复诊,体温一直正常,以和养之剂善后。

按 小柴胡汤为和法之祖,具有"三焦枢转之机"的功能,其疗效可通过"上焦得通,津液得下,胃气因和"之语得以印证。少阳之枢,贵畅达而忌郁结,肝胆同属五行之木,互为表里,其经络布于胸胁,病则经气不疏,故见少阳往来寒热,肝郁之胁痛乳胀,头晕目眩,口燥咽干。妇科多肝郁,凡属于肝郁气滞之月经、带下、妊娠期、产后等疾病均可运用本方,但临床具体运用时尚需根据病情加减,或取其方意而变化用之,才能获得佳效。

4.脏躁

"脏躁"是指妇女精神忧郁,烦躁不宁,无故悲泣,哭笑无常,喜怒无定,呵欠频作,不能自控者,称脏躁。若发生于妊娠期,称"孕悲";发生在产后,则称"产后脏躁"。本病之发生与患者体质因素有关,脏躁者,脏阴不足也。精血内亏,五脏失于濡养,五志之火内动,上扰心神,以致脏躁。

医案精选

◎案

顾某,女,54岁。2000年10月4日初诊。患者于1年前行子宫肌瘤全切术,6个月前开始出现心悸,胸闷,心烦急躁,神情不定,潮热自汗,眠差多梦,头晕目眩,甚则悲伤欲哭,不能自主。近1周来失眠加剧,寤多寐少,甚则彻夜无眠,神倦心慌,烦躁易怒,口干口苦。BP 140/86mmHg。中医诊断为不寐。辨证为阴血不足、肝郁化火。治以疏利肝胆、养心安神。方用小柴胡汤合甘麦大枣汤加减。

处方:柴胡10g,黄芩10g,北沙参15g,制半夏10g,甘草5g,小麦15g,大枣7枚,龙齿(先煎)、紫贝齿(先煎)、生牡蛎(先煎)各30g,酸枣仁15g,五味子10g,合欢皮15g,首乌藤15g,佛手10g。5剂,日1剂,水煎服。

二诊:服药5剂,夜能入睡,头晕显减,烦躁亦差,自汗减少,脉舌如前,大便干结难解。前方去首乌藤、生牡蛎,加制黄精、决明子,续服7剂,睡眠已复正常,便通纳增,余症也显著减轻。

按 脏躁临床上常见于素多抑郁,忧愁思虑,或病后伤阴,及产后阴血亏损的患者,如围绝经期综合征、产后抑郁症、经前期综合征等。小柴胡汤疏利透达,和畅气机,甘麦大枣汤养心安神,和中缓急,并根据脏躁的病理特点,酌情加入紫贝齿、生牡蛎、龙齿、酸枣仁、合欢皮、白芍、首乌藤等,以提高疗效。

5.女性习惯性便秘

女性习惯性便秘是指便质干燥坚硬,秘结不通,排便次数减少,间隔时间延长或虽便意频而排出困难,且伴便后残留感或不适感,腹满坠胀,里急后重,头晕乏力等,排除器质性因素。习惯性便秘的形成原因是多方面的,主要包括:心理因素、胃肠道运动缓慢、肠刺激不足、排便动力缺乏和肠壁应激性减弱几个方面。

医案精选

◎案

某,女,27岁,面色青白,体形中等偏瘦。2006年2月21日初诊。习惯性便秘10余年,常3~4日不便,便质硬,自服多种通便药效果不稳定,每因出差或情绪波动而病情加重,适凡经期排便正常。就诊时5日未便,呕恶感时作,腹部胀满,坐卧不安,影响工作,舌淡红,苔薄白,脉细弦。中医诊断为便秘。辨证为气机郁滞、胃气不降。治以疏利气机、润肠通便。方用小柴胡汤加减。

处方:柴胡20g,黄芩6g,制半夏10g,党参10g,炙甘草2g,桃仁8g,枳壳6g,制大黄6g。6剂,日1剂,水煎服。并叮嘱注意增加粗纤维饮食,保持畅情洽志。

患者当晚服药 1 剂,第 2 天晨起后即排便,腹胀感明显好转。继服上药 5 剂。随访 3 个月,至今便秘未再作。

按　患者均属于肠腑通降失常的气机郁滞型便秘(气秘)。患者便硬,腹胀明显,故在小柴胡汤原方中加入桃仁、制大黄通润大便,枳壳宽中除胀;虽然平日排便困难,但在行经期间大便均自动转为正常。这可能与妇女经期特殊的生理特点有关,也正符合了小柴胡汤用药规律中"休作有时",即周期性发作,周期性停止的特点。患者经前多见胸闷、乳房胀痛结块等症状,符合"柴胡体质"特征。

◎案

某,女,42 岁,面色偏黄,体形中等。2006 年 12 月 20 日初诊。习惯性便秘 15 年。平日大便 4 ~ 5 日一行,解便不畅,便质不硬,便后有便意不尽感。经前有乳胀,行经时大便正常,平时伴有右胁下胀闷不舒;就诊时 4 日未便,腹部微胀,舌淡红,苔薄白,脉细。中医诊断为便秘。辨证为气机郁滞、腑气不通。治以疏利气机、行气通便。方用小柴胡汤加减。

处方:柴胡 12g,黄芩 8g,党参 10g,制半夏 10g,炙甘草 5g,青皮 6g,生姜 5g,大枣 15g。10 剂,日 1 剂,水煎服。同时提示患者多饮水,清淡饮食,养成定时排便的习惯。

4 剂药后,排便觉爽快,自诉从未如此顺畅;6 剂药后,经至,经前乳胀未作。随访 4 月余,便秘偶作,但再服此药仍立效。

按　患者均属于肠腑通降失常的气机郁滞型便秘(气秘)。患者虽排便困难,但便质不硬,且伴经前乳胀,故加入青皮理气。从体质类型来看,患者体形中等或偏瘦,面色微暗黄,缺乏光泽,肌肉较坚紧,舌苔正常。患者易受情绪影响,经前多见胸闷、乳房胀痛结块等症状,符合"柴胡体质"特征。小柴胡汤条达上下,和畅气机,正如柯琴在《伤寒来苏集》中所言,为"少阳枢机之剂,和解表里之总方也"。另值得一提的是,这两个医案中的女性患者便秘的临床表现有一个共同点:虽然平日排便困难,但在行经期间大便均自动转为正常。这可能与妇女经期特殊的生理特点有关,也正符合了小柴胡汤用药规律中"休作有时",即周期性发作,周期性停止的特点,这为今后在探究妇女习惯性便秘的防治问题时,兼顾其与妇女特有的生理节律之联系提供了一定参考。此外,由于习惯性便秘还受生活习惯等多方面因素影响,故在临床提醒患者合理饮食,形成良好的排便习惯,对疗效的保持和防止便秘再作也十分必要。

6.急性乳腺炎

急性乳腺炎是外科最常见的急性化脓性疾患之一,急性乳腺炎中医称为乳痈。《外科正宗》又分外吹和内吹两种,外吹即哺乳期乳痈,内吹即妊娠期乳痈。前者发病率远多于后者,尤以初产妇为最。中医认为乳头属肝,乳房属胃。乳痈的发生与肝、胃两经关系最为密切。其主要病因病机是肝气郁结、胃热壅滞,致使经络阻塞、营气不从。乳汁蓄积(瘀乳)是产生乳痈的重要诱因,引起乳汁蓄积的原因有:①初产妇乳头皮肤娇嫩,易为婴儿吮乳时吸破或咬伤,以致外邪侵袭,外邪中以风热与火毒为主;②产妇乳汁旺盛,乳络欠通,排乳不畅而致瘀乳,或断奶后宿乳蕴滞所致;③小儿膈上有滞痰,口气燃热,含乳而睡,鼻风吹乳而起;④产后气血双亏,情志不畅,肝气郁结,气机不疏,肝木失于条达,肝气郁逆,滞于乳络,或产后失于调养,恣食厚味,阳明热盛,气血凝滞,瘀乳积聚,肉腐成痈。怀孕期乳痈多由肝气郁结,胎气旺盛而生,好发于怀孕六七个月的孕妇,色红者为热盛,色不红者既有气滞,且兼胎旺。

医案精选

◎案

舒某,女,30岁。2006年8月21日初诊。产后1月余,突觉两乳房疼痛,继之渐大,触之觉痛,质地坚硬而滑,两胁胀满,心烦呕吐,曾服中西药治疗,其效不显,特来求诊。症见:两乳微红肿胀,扪之即痛,心烦呕吐,舌质淡,苔白腻,中有黄苔,脉弦滑微数。中医诊断为乳癖。辨证为肝郁脾虚、血瘀痰凝。治以和解少阳、清热解毒,佐以软坚散结。方用小柴胡汤加减。

处方:柴胡6g,半夏12g,黄芩15g,昆布15g,蒲公英30g,生牡蛎30g(打碎、先煎30分钟),海藻15g。5剂,日1剂,水煎服。嘱其常用手揉。按乳房周围,日数次。

二诊:8月27日。肿块渐消,两胁胀满已除。药已中病,唯解毒之力较弱,乃于原方再加金银花 30g,连服 3 剂,病告痊愈。

按 乳房属于肝经,肝胆经互为表里。小柴胡汤是治疗邪在少阳之良方。乳腺炎多发于产妇,常因乳汁排出不畅而瘀结,引继发炎症感染。以小柴胡汤疏肝清热,去人参之温热,加生牡蛎、海藻、昆布以散结,加蒲公英以增强黄芩清热之功。

◎案

李某,女,28 岁。患者 1 个月前因初产一男婴死亡,整日悲思少言,食欲不振,继而乳房疼痛,胸胁胀满;曾服疏肝解郁、理气和胃之药数剂,服后自觉心情舒畅,食量增加,但乳房疼痛未减,且逐日长大,于 10 月 14 日初诊。症见:两乳肿大突起,左侧更甚,扪之两乳房均有结块累累,小者如梅,大者如鸡卵,质硬光滑,推之可动,皮色不变。伴有寒热往来,头痛呕吐,心烦口苦,多梦,舌质淡,苔薄黄,脉弦而无力。中医诊断为乳癖。辨证为肝郁脾虚、血瘀痰凝。治以和解少阳、软坚散结,佐以活血解毒。方用小柴胡汤加减。

处方:柴胡 10g,姜半夏 15g,黄芩 10g,党参 30g,大枣 10g,穿山甲 10g(沙炒),生牡蛎 30g(打碎,先煎 30 分钟),蒲公英 30g,当归 6g,夏枯草 30g。10 剂,日 1 剂,水煎服。嘱其多食海带。

二诊:10 月 29 日。两乳肿胀已消,乳房柔软,右侧乳房已复常态;左侧结块小者消失,大者如梅。寒热往来、呕吐头痛已止。上方加王不留行 10g,再服 10 剂。

三诊:12 月 3 日。左侧乳房亦痊愈,两乳对称,无不适反应。

按 小柴胡汤是治疗邪在少阳之良方。辨证施治,用此方加味治疗乳痈未溃者,确有实效。乳痈一病,多与肝(胆)脾(胃)二经有关,正如《外科医案汇编》所说:“乳症,皆云肝脾郁结。”治用小柴胡汤调和肝脾,舒畅气机,正合此义,再加解郁散结之品,随拨随应,故疗效满意。

◎案

刘某,女,29 岁。2004 年 3 月 2 日初诊。自诉病已半月,近 6 日来,双乳房胀痛、发热、疼痛难忍,曾静脉滴注青霉素 3 日,症状未减,要求服中药治疗。实验室检查:WBC 12×10^9/L,N% 80%。症见:双乳红肿,发热,压痛。舌质红,苔黄薄,脉滑数。乳房为肝经循行之部位,肝胆相表里。中医诊断为乳房胀痛。辨证为肝经郁热。治以疏肝清热。方用小柴胡汤加减。

处方:柴胡18g,黄芩15g,半夏12g,生姜6g,大枣4枚,瓜蒌30g,黄连12g。日1剂,水煎服。

本方共服10余剂,诸症悉除。

按 乳腺炎多发于产妇,常因乳汁排出不畅而瘀结,引继发炎症感染。以小柴胡汤疏肝清热,去人参之温热,加瓜蒌以散结,加黄连以增强黄芩清热之功。本方在乳腺炎未脓时服之卓有效验。

7. 妊娠中期疟疾

疟疾由感受疟邪,邪正交争所致,是以寒战、壮热、头痛、汗出、休作有时为特征的传染性疾病,多发于夏秋季。疟疾的概念自《黄帝内经》即很明确,即疟疾是指由感受疟邪引起的,以恶寒壮热,发有定时,多发于夏秋季为特征的一种传染性疾病。中西医学对疟疾的认识基本相同,即西医学的"疟疾"属于本病范畴。

医案精选

◎案

陈某,女,25岁,患者于5日前不明原因地出现发热、恶寒、头身痛、微咳嗽,但不吐痰。曾在医院门诊按感冒治疗,经服中西药后病情未见好转。近日出现口苦、心烦、恶寒发热交替出现,汗出,欲呕不吐,头痛等状。因上述病状加重而前来求诊。症见:面色微赤,体倦乏力,精神不佳,急性热病容。自述憎寒发热阵作,每日下午开始发作,先畏寒,继而发热汗出后则止。查舌淡苔薄白,脉弦细,WBC 13×10^9/L,N% 80%,血中可查见疟原虫。因患者已有身孕6个月,故不用西医抗疟药等治疗,而选用中医治疗,据患者诸症合参,中医诊断为疟疾。辨证为少阳枢机不利。治以祛邪截疟、和解表里。方用小柴胡汤加减。

处方:柴胡、党参、黄芩、大枣各15g,生姜、青蒿、甘草各6g,白术12g,陈皮、草果各10g。3剂,日1剂,水煎服。

服药 3 剂后血中一切正常,疟原虫消失。妇产科查胎位,胎音及孕妇一切正常而告愈。时隔 4 个月后足月顺产一女婴。随访 2 年余未复发。

按　疟疾是由于感受疟邪而引起的以寒战、壮热、头痛、汗出、休作有时为临床特征的一种疾病,多发于夏秋季节。本案患者是因感疟后疟邪侵犯人体,伏于半表半里,内搏五脏,横连募原。由于中期妊娠,胎儿需大量气血以养,故而气血亏耗,疟邪与正气相争,虚实更作,阴阳相移,而发生寒热交替出现,汗出等疟疾一系列症状。故在治疗上考虑妇人已中期妊娠。循古人"有故无殒,亦无殒也"之旨,既要祛邪,又要扶正而达到保胎的目的。故而选用小柴胡汤解半表半里之邪,使之气机和畅,三焦调达,上下疏利,内外宣通。使疟邪祛而正气复,胎元固,诸症自除以收捷效。

第三节　男科疾病

1. 阳痿

阳痿又称勃起功能障碍(国际上简称 ED),是指在有性欲要求时,阴茎不能勃起或勃起不坚,或者虽然有勃起且有一定程度的硬度,但不能保持性交的足够时间,因而妨碍性交或不能完成性交。阳痿分先天性和病理性两种,前者不多见,不易治愈;后者多见,而且治愈率高。引起阳痿的病因很多,须分清功能性阳痿、器质性阳痿、其他原因所致的阳痿。功能性阳痿多由精神与心理因素而致大脑皮质的性兴奋中枢呈抑制状态引起,而在阴茎勃起的各种环节上多无器质性病变。占阳痿发病率的 40% ~ 85%,特点是在准备性交时阴茎不能勃起,而平时则有勃起之现象,有社会心理因素和情感原因。器质性阳痿是在不知不觉中发生,绝大多数在任何情况下,阴茎无法勃起,分血管性、神经性、内分泌性阳痿。其他原因引起的阳痿有阴茎畸形,药源性阳痿,全身性疾病引起的阳痿(如肝硬化、慢性肝炎、慢性肾功能衰竭、肺源性心脏病等)。

医案精选

◎案

王某,男,22岁。2005年秋初诊。结婚1年余,婚后性生活和谐,因婆媳不和引起夫妻矛盾,诱发阳痿,多方延医,均用温阳之品及雄性激素治疗,未愈。诊其脉弦而有力,视其舌质淡,苔白腻;细问其病,尚有胸胁闷胀不适,纳差,口苦,便秘等症状。中医诊断为阳痿。辨证为肝气郁结。治以疏肝理气。方用小柴胡汤加减。

处方:柴胡15g,黄芩10g,半夏10g,党参10g,炙甘草5g,大黄15g。5剂,日1剂,水煎服。

二诊:服上药5剂后,诸症悉减,但时腹痛,上方去大黄,加白芍10g、枳壳15g、陈皮10g,再11剂后而获效,续服20剂而愈。

按 阳痿系阳事不举,或临房举而不坚的一种病症,历代医家认为本病的病因病机治法多涉及心、脾、肾、肝等脏,并认为以肾为最重要,而妄投温肾壮阳之品。该案患者乃精神抑郁,木不疏达,肝胆气郁,阳气受阻所致,小柴胡汤有疏利三焦,条达上下,宣通内外,和畅枢机的作用,和解少阳之郁,疏通阳气之结,故用小柴胡汤而效。

◎案

赵某,男,28岁。2008年11月2日初诊。患者8个月前开始出现阳事不举,不能行房,曾多方求医,服用各种补肾壮阳之品如鹿茸、制附子、肉苁蓉、锁阳类,不见其效,近因口干舌燥、心烦失眠而就诊。症见:阳事不举,行房无能,口干不欲饮水,心烦神疲,少气懒言,两目干涩,视物模糊,毛发焦枯易落,皮肤粗糙,腰膝冷痛,大便干结,小便频数,舌苔微腻,脉弦滑。B超示轻度前列腺炎。中医诊断为阳痿。辨证为湿热内蕴、枢机不利。治以疏利三焦、清利湿热。方用小柴胡汤加减。

处方:柴胡15g,黄芩15g,半夏15g,人参6g,生地黄6g,木通6g,竹叶15g,甘草6g,大黄6g(后下),大枣10g。7剂,日1剂,水煎分3次服。

二诊:服上药1剂后,第2日大便得通,口渴略减。6剂后心烦得减,睡眠安稳,头微汗出,继以原方去大黄,适当加减药量,调治1月余而诸症悉解。

按 阳痿一病,医家多以肾阳亏虚论治,常获显效,何为此病不愈?观其体貌,患者乃身肥体胖,外盛中虚,痰湿易成之躯。审其脉证,乃上热下寒之象。盖病发之初治疗失当,误用过剂温热壮阳之品,化成湿热痰积阻碍气机,致使少阳枢机不利,上则津不上承,口目鼻诸窍失养,火热燥气之象遂生;下则气机不畅,阳气不行,下焦失温,故见阳痿。小柴胡汤疏利三焦,条达上下,宣通内外,和畅枢机,和解少阳之郁,疏通阳气之结,故用本方而获效。

2. 慢性睾丸痛

慢性睾丸痛属中医学"子痛""子痈"范畴,早在《黄帝内经》就对其做了描述,《素问·缪刺论》曰:"邪客于足厥阴之络,令人卒疝暴痛。"元代张子和在《儒门事亲·疝本肝经宜通勿塞状》中曰:"两丸寒痛,亦足阳明脉气之所发也。""邪气客于中厥阴之络,令人卒疝,故病阴丸痛也。"明代虞抟在《医学正传·疝气》中指出:"子和论七疝,病源至为详悉,但其处方一以攻下法为主治,不能使人无疑耳……我丹溪先生独断为湿热,此发为古人之所未发也。夫热郁于中而寒束于外,宜其非常之痛,故治法宜驱逐本经之湿热,消导下焦之瘀血。"现代医家多认为本病病机是肝郁气滞、寒滞肝脉、气滞血瘀或湿热等,治疗多以温经散寒,清利湿热,疏肝理气为主要原则,亦有以活血化瘀法治疗,也取得较好的疗效。

医案精选

◎案

陈某,男,35岁。两侧睾丸坠胀隐痛1月余,阴囊有轻微触痛,但无红肿,行走时牵引睾丸,疼痛加剧,口干而苦,舌质淡,苔薄白,脉弦。中医诊断为子痛。辨证为热郁少阳。治以清泄肝经。方用小柴胡汤加减。

处方:柴胡10g,黄芩10g,半夏10g,党参15g,生甘草3g,赤芍、白芍各10g,荔枝核10g,橘核10g,小茴香10g。5剂,日1剂,水煎分2次服用。

服上药5剂后,上述诸症大有改善,再服上药5剂后病愈。

按 子痛相当于睾丸胀痛。慢性睾丸、附睾炎及些结核性睾丸炎所致的睾丸胀痛,多属肝经郁临床表现以单侧或双侧睾丸坠胀隐痛,尿黄为特征,可用小柴胡汤清透肝经郁热,佐加荔枝核、橘核等软坚散结止痛。

3. 遗精

遗精指不因性生活或其他直接刺激而发生精液自发外泄的一种病症。遗精有梦遗和滑精之分,有梦而遗精的,名为"梦遗";无梦而遗精,甚至清醒时精液自流者,名为"滑精"。除正常遗精外,也有一部分遗精次数增加,并伴随某些性功能改变及神经精神症状者,便属病理现象。

本病属于中医学"遗精""滑精""失精""虚劳""精液自出"等范畴。对遗精症的病因病机多从肾着眼,或认为阴虚火旺扰动精室;或认为肾阳虚衰,精关不固;或认为湿热下注,精室失于封藏而致遗精。上述观点确为历代医家经验之总结,并有效地指导临床实践。但是临床上有部分遗精症患者按常理运用补肾封藏法或清利湿热法不能取得满意疗效,而改用疏肝解郁法却能获得理想效果。肝主疏泄与精液排泄之间的生理、病理联系,是通过舒畅气机、健运脾胃、调畅情志三个方面来实现的。

医案精选

◎案

贾某,男,21岁。1982年6月21日初诊。一两周以来经常梦中遗精,每周遗精3次,神疲乏力,食欲不振,一阵恶寒,一阵发热,脉弦有力,苔薄白。中医诊断为遗精。辨证为枢机不运、肝胆相火妄动。治以疏利肝胆、和畅枢机。方用小柴胡汤加味。

处方:柴胡10g,黄芩15g,党参10g,半夏10g,生姜5g,大枣3枚,甘草10g,金樱子30g。3剂,日1剂,水煎分2次服。

二诊:服上药3剂后,一周来从未遗精,寒热亦退,食欲增加,服五子补肾丸善后调理。

按 遗精在临证颇为常见,其病因多由心肾上交、肾虚不藏及湿热内蕴而致,本案患者属少壮之体,无虚证可参。结合脉证,属肝胆相火妄动。朱丹溪云:"主闭藏者,肾也;司疏泄者,肝也。二脏皆有相火,而其系上属于心。心,君火也,为物所感则易动,心动则相火易动,动则精自走,相火翕然而起,虽不交会,亦暗流而疏泄矣。"肝胆相表里,胆附于肝,中藏精汁而主疏泄,胆腑清利则肝气条达,肝胆疏泄正常则枢机运转,三焦通畅,水火气机得以自由升降,自无相火妄动之患。枢机不运,肝胆相火妄动,胆热犯胃致肝胃不和,故兼见寒热往来,不欲饮食之证,小柴胡汤寒热并用、攻补兼施,有疏利三焦,条达上下,宣通内外,和畅气机之功。《伤寒论》第103条曰:"有柴胡证,但见一证便是,不必悉具。"故投小柴胡汤加一味金樱子,肝胆利相火除,寒热退食欲增而遗精速愈。出乎意料的是原有手脚冰冷之感亦止。遗精证由肝胆相火妄动而致者每多忽略,治从肝胆者亦鲜,本案结合先贤明训而获良效,足资辨证治学《伤寒论》者借鉴。

第四节　儿科疾病

1. 小儿外感发热

小儿外感发热为儿科常见病,多由外感风邪所致,以发热、恶寒、鼻塞流涕、头痛、咳嗽为主要症状,一年四季均可发病,常见于上呼吸道感染、急性支气管炎、肺炎、急性扁桃体炎、急性化脓性扁桃体炎等。在致病原因上大致可分为风寒、风热。但小儿感冒易寒从热化,故往往热多于寒,同时在感冒时因脾胃不和还容易出现消化不良的兼证。由于小儿具有"脏腑娇嫩,形气未充","脾常不足,肝常有余",为"稚阴稚阳之体",感邪后"发病容易,传变迅速"等不同于成人的生理、病理特点,故在治疗上也有其特点。本病多系卫气虚,卫外不固,易为外邪所侵。营血不足则津失内守,阴液外泄故常自汗,久则真气内耗,正不御邪,反复外感。郁火内伏,外蒸肌肤,腠理开泄,卫外失固,也可致外邪反复入侵。邪气从外而入,与正气相搏,必致少阳枢机不利。故以小柴胡汤加减治疗。

医案精选

◎案

鲍某,男,5岁。2003年6月10日初诊。流涕、发热2天。2天前洗澡后鼻塞流涕,午后热起(T 38.5℃),第二天早晨热渐退,汗出不畅,不思饮食,打嗝,入夜热又升(T 38.5℃),小便短少色黄,大便成形,日行一次,舌红苔薄黄,脉滑数。中医诊断为发热。辨证为风邪外袭、胃气不和。治以祛风解表散热。方用小柴胡汤加减。

处方:柴胡30g,黄芩30g,姜半夏10g,车前子15g(包),大枣3枚,甘草5g,生姜3片。2剂,日1剂,水煎服。

二诊:服上药2剂后,汗出热退,原方减为柴胡10g、黄芩10g,加党参10g,继服2剂巩固前效。

三诊:服上药2剂后,热未作,纳香,精神爽,遂告痊愈。

按 本案感冒其病机因风邪袭表,郁而发热,治以祛风解表散热。主方小柴胡汤去党参,重用柴胡、黄芩。柴胡疏解半表半里之邪,对于外感发热有透表泄热的功效,对外感发热有较好解热功能;黄芩清热燥湿,泻火解毒,清气分实热,有退热的功效;大枣缓和药性,与生姜同用,助卫气发汗;半夏降逆止呕,消痞散结,配黄芩清胃止呕;甘草调和药性,生用清火解毒。本案重用柴胡、黄芩加强解表散热功能,汗出热退。

◎案

李某,女,3岁。2001年5月12日初诊。患儿自出生后8个月开始,每年感冒咳嗽11~13次,最初发病时用抗生素和止咳化痰药可以缓解,近1年来感冒咳嗽反复发作,用上药无效。症见:形体消瘦,精神萎靡,时有咳嗽,舌质淡,苔薄白,指纹青紫,达于风关。中医诊断为咳嗽。辨证为外邪侵袭,少阳枢机不利。治以疏利少阳、扶正祛邪。方用小柴胡汤加减。

处方:柴胡6g,党参6g,黄芩3g,半夏6g,炙甘草3g,大枣5g,五味子3g,炒白芍6g,生姜3g。15剂,日1剂,水煎2次,取汁150ml,分3次口服。

15日为1个疗程,连用3个月,患儿病情痊愈。

按 反复上呼吸道感染大部分属于中医学"虚人外感"范畴。本病多系卫气虚,卫外不固,易为外邪所侵。营血不足则津失内守,阴液外泄故常自汗,久则真气内耗,正不御邪,反复外感。郁火内伏,外蒸肌肤,腠理开泄,卫外失固,也可致外邪反复入侵。邪气从外而入,与正气相搏,必致少阳枢机不利。处方中柴胡苦、微寒,轻扬升散使邪热达,祛邪而不伤正;黄芩苦寒以泻火,能清里热;党参、大枣、炙甘草益气和中,扶正以祛邪;半夏、生姜用以和胃,胃和则纳佳;五味子、炒白芍益气敛阴。

◎案

孙某,女,8岁。2002年3月6日初诊。咳嗽2年,反复发作,加重半月,用抗生素和止咳化痰药,效果不显。症见:形体偏瘦、精神欠佳,咳嗽阵作,痰淡黄、质稠,舌质淡,苔薄白,脉细弦。中医诊断为咳嗽。辨证为外寒内热、肺失宣降、邪郁三焦。治以疏利三焦、祛痰止咳。方用小柴胡汤加减。

处方:柴胡6g,黄芩6g,法半夏6g,百部12g,僵蚕10g,红花5g,沙参10g,甘草3g,防风6g,射干6g。7剂,日1剂,水煎2次,取汁200～300ml,分3次口服。

7日为1个疗程,连用3个疗程,诸症痊愈。

按 慢性支气管炎由外感时邪或脏腑功能失调所致。久咳迁延不愈,究其病机乃属外寒内热、肺失宣降、邪郁三焦。《素问·咳论》指出:"五脏六腑皆令人咳,非独肺也。"又云:"久咳不已,则三焦受之;三焦咳状,咳而腹满,不欲饮食。"盖三焦总司人体气化功能,以气为用。咳久则病不止一脏一腑,久咳不已,皆可传之于三焦,从而影响三焦气机而发病。经方之中,小柴胡汤寒温并用,升降协调,有疏利三焦、条达上下、和畅气机之功能。柴胡止咳,代有明训,如《大明》云:"主消痰止嗽,润心肺。"方中加百部、沙参清肺化痰;僵蚕、红花祛风活血。合用之则不用止咳药而咳止,切中病机,故能奏效。

◎案

刘某,女,6岁6个月。1998年11月初诊。患儿反复发作咳嗽2年。X线胸片示:支气管炎。经中西医治疗,咳嗽时好转,时加剧,反复不愈。症见:往来寒热,咳嗽重浊,痰黄白相间,胸闷纳呆,心烦呕吐,神乏困倦,舌质淡,苔白厚腻,脉弦略数。中医诊断为咳嗽。辨证为邪郁少阳、肺气失宣、痰浊内阻。治以和解少阳、清宣肺气、健脾化痰。方用小柴胡汤加减。

处方:柴胡、党参、连翘、栀子、白芍各12g,黄芩12g,法半夏、杏仁各8g,生姜2片,大枣、桔梗、炙甘草各6g,陈皮3g。4剂,日1剂,水煎服。

二诊:服上药4剂后,寒热尽去,咳嗽减轻。

处方:上方去柴胡、生姜、连翘,加茯苓、莱菔子、减轻黄芩、栀子用量,继服 6 剂。

三诊：服完上药后，咳嗽及各症基本痊愈。嘱继服药半月余，以调理肺、脾、肝，药到病愈。

<kbd>按</kbd> 患儿脏腑娇嫩，卫外不固，易感外邪，耗伤正气，湿浊内生，凝聚成痰，上贮于肺，壅阻气道，肺气更伤。方中柴胡、黄芩和解少阳，清往来寒热；生姜、法半夏、陈皮和胃降逆化痰浊，治呕逆解胸胁满闷；党参、甘草、大枣补正和中，使邪散不得复转入里；桔梗、法半夏宣肃肺气而止咳；并以栀子、白芍抑肝木之火而治心烦。上述各药合用，达到和解少阳，宣肺止咳，解除胸胁郁结之功。药证相符，故能获效。

2. 小儿厌食症

小儿厌食症，近年来在临床上颇为常见，是指见食不香或食欲不振胃纳不佳，甚则拒食的一种常见病症。其病因病机可能是因为当今少年儿童多受溺爱，娇纵成性，偏食偏好，每遭拒绝，则哭闹相夹，致情志不遂，以亢为主。肝主疏泄，性喜条达，疏泄失司，则横逆犯胃，肝木克土，而致脾不健运，胃不受纳，形成厌食之症。

厌食因喂养不当，饮食不节，伤及脾运，导致积滞，积滞不去，厌食不已。盖脾主运化，胃主受纳，故健脾和胃为治疗小儿厌食症之常法。然而正如《血证论》所述："食气入胃，全赖肝木之气以疏泄之，而水谷乃化，若肝之清阳不升，则不能疏泄水谷，渗泄中满之症，在所不免。"临证时若忽视养肝疏滞，非但事倍功半，还会导致肝郁阴伤，久延成疳。治疗该证，临床多以消食导滞、健脾益胃等法治之，用山楂、谷芽、麦芽等消导之品，则易克伤脾、胃功能，党参、白术、山药等健脾补益之品，又显呆滞壅塞。故选用小柴胡汤治疗本病，和解枢机，调理脾胃气机，使升降有序，不塞不潜，不消不伐，正适于小儿幼稚之体。

◎案

患儿，男，6 岁。2015 年 6 月 12 日初诊。家长诉其子半年来每在吃饭时总不想食，随便应付而已，零食不多，平素性情暴躁。症见：患儿面色黑瘦，精神可，二便调，多动，舌淡，苔薄白，脉弦。中医诊断为厌食。辨证为肝郁脾虚、脾胃气滞。治以疏肝和胃、健脾理气。方用小柴胡汤加减。

处方:柴胡 6g,黄芩 6g,半夏 4g,党参 6g,生姜 3g,神曲 6g,谷芽 6g,炙甘草 3g,大枣 3 枚。3 剂,日 1 剂,水煎取汁 200ml,分 4 次温服。

二诊:6 月 16 日。患儿服 3 剂后,饮食略增,但不明显,效不更方,继服 6 剂。2 个月后见其又云:小儿饮食大增,面色红润,身体健壮,随访至今病未复发。

按 小儿厌食症,临床多见,仅从厌食一证而言,是脾不健、胃不纳之象,但治病必求于本,依小儿"稚阴稚阳""生机蓬勃""肝常有余、脾常不足"的生理特点,探本溯源,认为小柴胡汤不仅是和解剂的代表,而且该方具有顺应生发之机,疏肝和胃,运枢健脾之能,此功能正好顺应小儿的生理特点。况该患儿素有性情暴躁之表现,所以投小柴胡汤以疏肝和胃,运枢健脾,肝平脾健胃和,饮食自增。

◎案

李某,女,2 岁。近 3 个月来,不思饮食,每逢进餐心烦,哭啼,且纳食甚少,服用多种开胃健脾的中西药治疗效果不显。中医诊断为厌食。辨证为肝郁脾虚。治以疏肝健脾、理气消食。方用小柴胡汤加减。

处方:党参 10g,柴胡 5g,黄芩 3g,半夏 5g,炙甘草 3g,香附 6g,郁金 6g,陈皮 6g,麦芽 10g,薄荷 3g,生姜 2 片,大枣 3 枚,加首乌藤、佛手。3 剂,日 1 剂,水煎服。

服药 1 剂而收效,续服 2 剂而诸症消除,食欲正常。经多次随访,未见复发。

按 患儿肝郁则制脾,枢机不转,脾气壅滞,则不欲饮食。疏肝行气,则枢机运转。

◎案

宋某,男,3 岁。患儿厌食半年余,常于进餐前烦躁不安,口渴思饮,食欲不佳,并见头发枯萎,脘腹胀满等症,经给西药治疗无效。症见:患儿神情焦虑,默默不言,腹按之柔软。舌质淡,苔薄,脉沉弦,指纹青紫,隐露风关。中医诊断为厌食。辨证为肝郁脾虚。治以疏肝健脾、理气行滞。方用小柴胡汤加减。

处方:党参 10g,柴胡 5g,黄芩 3g,半夏 5g,炙甘草 3g,香附 6g,郁金 6g,陈皮 6g,麦芽 10g,薄荷 3g,生姜 2 片,大枣 3 枚,加青皮、木香、首乌藤。7 剂,日 1 剂,水煎服。

服药 2 剂即见症状减轻,服 5 剂而食欲正常。数月后本症再发,复投本方收效。

按 根据《黄帝内经》"木郁达之"的理论,取小柴胡汤和解少阳、疏利肝胆,酌加理气解郁、消食化积之品,令肝气畅达,脾胃升降和调而愈。对其中厌食日久,中气虚弱,而滋生诸多变症者,则当先实脾,治疗上应以健脾益气,疏肝和胃为主法治之。

3. 小儿便秘

小儿便秘是小儿大便秘结不通,排便间隔相对延长的一种病症。便秘日久,因腑气不通,浊阴不降,患儿可出现精神萎靡,头昏脑涨,食欲减退,睡眠不安。长期便秘会引发痔疮、便血、肛裂。小儿便秘可单独存在,也可继发于其他疾病的过程中。

《诸病源候论·小儿杂病诸候》曰:"小儿大便不通者,脏腑有热,乘于大肠故也。脾胃为水谷之海,水谷之精华,化为血气,其糟粕行于大肠。若三焦五脏不调和,热气归于大肠,热实,故大便燥涩不通也。"可见便秘不仅与中焦脾胃、大肠相关,更是与五脏六腑关系密切。小儿或因乳食积滞而损伤肠胃,乳食停积中焦,积久化热,积热蕴结,致肠道传导失常,气机郁滞;或因久坐少动,或情志失和,每致气机郁滞,清气不升,浊气不降,使肠胃消化、通降、传导功能失常,糟粕不得下行,引起大便秘结。更为重要的是,小儿本为稚阴稚阳之体,阳易亢阴易亏,气有余而血不足,肝有余而脾本不足,中焦稍有气机郁滞,则肝阳易亢,耗伤肝血,阴血同源,阴液的相对不足则无以滋润大肠,肠道干涸,以致大便干结难行,这又与自身体质中气血阴阳易失衡有关,便秘亦不例外。《伤寒论》第 230 条云:"阳明病,胁下硬满,不大便而呕,舌上白苔者,可与小柴胡汤。上焦得通,津液得下,胃气因和,身濈然汗出而解。"现代伤寒大家刘渡舟亦曾指出,善治病者重视调气,善调气者重视调畅肝胆之气和脾胃之气。故选方小柴胡汤。

医案精选

◎案

王某,男,1岁4个月。其母代诉,反复大便不畅1年,患儿自1年前停母乳后大便一直不畅,3~4天一行,每次先燥如羊屎,干结难行,后不甚干,仅排出不利,故逢便时均哭闹不已,家长曾自行给予开塞露或果导片等可暂时缓解,停药后恢复如前。患儿平素倦怠嗜卧,精神不佳,不喜玩耍,食纳一直较差,稍食多即触之觉胀满。体重9kg,鼻根色青,腹部胀硬,按之无包块,舌质淡,苔白,指纹青紫。辅助检查腹部B超无异常发现。中医诊断为便秘。辨证为气机郁滞、胃气不降。治以调畅气机、导滞通便。方用小柴胡汤加减。

处方:柴胡6g,黄芩6g,姜半夏6g,沙参10g,枳实6g,槟榔10g,草果3g,荷梗6g,隔山撬10g,鸡血藤10g,苦荞头10g,高良姜1g,焦山楂8g。3剂,2日1剂,1日4次。

二诊:服上药3剂后,家长代诉,大便仍先干但后正常;且每天均能排便,量较少,精神比前好转,口臭减轻,睡眠时间较前增加,仍纳差,舌质淡,苔薄白。

处方:上方去草果、高良姜,加当归8g、肉苁蓉8g、芒硝6g(冲),党参10g易沙参,3剂,服法同前。

三诊:患儿大便基本正常,每天一行,不干不稀,量一般,患儿精神明显好转,比前好动,食纳稍增,仍不如意,稍纳多即不适,舌质淡红,苔薄白,则以健脾益气,消食开胃以善后。半年后复诊其母诉无便秘之苦,且儿保体检中指标均为正常。

按 方中柴胡苦平,入肝胆经,透泄与清解少阳之邪,并能疏泄气机之郁滞,最善调畅肝胆之气,推动气机出入,并由此促进脏腑功能的正常运行。《神农本草经》言柴胡主"心腹,去肠胃中结气,饮食积聚,寒热邪气,推陈致新",此说明柴胡可促进六腑的新陈代谢,能推动少阳枢机,并由此起到调和表里、消积化食的作用。半夏、生姜辛能疏通郁滞。调理脾胃升降亦即是恢复脾升胃降。胃气以降为顺,胃气不降每由火旺气实所致,故降胃每用黄芩,清火即是降胃;脾气以升为常,脾气不升多兼里寒,故用沙参、甘草、大枣益气,又能推动大肠传导之力,且小儿本为稚阴稚阳之体,并无绝对的虚实之证,故用此几味药亦能防柴胡、黄芩伤正,卫护脾胃,调和诸药。脾胃升降之间存在相互促进、相互依赖、相互影响的关系。故用小柴胡汤以疏泄肝气,通利三焦,顺气通便以达到清气上升,浊气下降,腑气得通的目的,且攻补兼施,无论是实秘或者虚秘加减使用在临床上均能取得良好的效果,实乃治疗小儿便秘的良方。

◎案

刘某,男,6岁。1996年4月6日初诊。其母代诉,患儿大便干结已周余,自购果导片内服,外用肥皂、开塞露通肛门导泄效不佳。症见:患儿发育一般,大便干结,口干苦,胃纳欠佳,舌淡红,苔薄黄,脉弦。中医诊断为便秘。诊断为肝郁脾虚、腑气不通。治以疏肝健脾、消食和胃。方用小柴胡汤加减。

外方:柴胡6g,黄芩8g,法半夏5g,太子参10g,防风6g,白术10g,茯苓8g,山楂10g,鸡内金10g,甘草2g。3剂,日1剂,水煎服。

二诊:服上药3剂后,大便已通,但欠畅。效不更方,继服3剂,药尽大便通调,诸症消失。

按 小儿肝常有余,脾常不足,加之平素宠溺,情志偏亢,肝胆之气不条达,进而影响肠腑之气不通,导致本症发生。取小柴胡汤加防风以散肝胆郁滞之气,用白术、茯苓、陈皮、山楂、鸡内金健脾益气,消食和胃,协同应用而收肝舒、脾健、腑通、便调之功。

◎案

赵某,女,4岁。患儿大便干结难解2月余,时轻时重,重时干涩难出,每因解便痛苦而哭叫,便前多腹痛腹胀,矢气频频。诉口干口苦但不多饮,饮食尚可,舌红苔微黄。中医诊断为便秘。辨证为肝郁脾虚、腑气不通。治以疏肝健脾、和胃降逆。方用小柴胡汤加减。

处方:柴胡10g,黄芩、枳实、槟榔、白芍各5g,半夏、甘草各3g,莱菔子、神曲各4g。2剂,日1剂,水煎服。

服上药2剂后,腹痛减轻,大便已软。上药去枳实,加党参,再服2剂后病愈。

按 "脾常不足,肝常有余",盖肝乃少阳之气,儿之初生,如木方萌,少阳生长之气以渐壮,故有余也;肠胃脆薄,谷气未充,此脾常不足。气有余,则制己所胜而侮所不胜;其不及,则己所不胜侮而乘之,己所胜轻而侮之。故治以疏肝、健脾、和胃,以柴胡配黄芩为方中主药,柴胡疏解少阳经中郁热,黄芩清泄少阳胆腑邪热,柴胡、黄芩合用,经腑同治,同时柴胡还能疏利肝胆,条达气机,两药配伍,使气郁得达,火郁得发,故小柴胡汤必柴胡、黄芩合用。半夏配生姜,和胃降逆,为止呕圣药,且半夏姜味辛能散,疏通肝胆气郁。人参、甘草、大枣配伍,可扶正健脾。如此柴芩、夏姜、参草枣配伍,合成辛平、苦降、甘调之法,集和解、调胃、疏肝、扶正于一身,功用众多,应用广泛,为儿科之一佳方。

4. 小儿腹痛

小儿腹痛多因多食积聚,或因虫积体内。小儿脏腑娇嫩,行气未充,腑气多实,脏气多虚。或有家长溺爱,导致多食而不消。阴浊内聚,肠腑不通,常脐腹作痛。

医案精选

◎案

吴某,女,10岁。1999年6月20日初诊。患儿腹痛2月余,时发时止,以食后发作为多,腹痛位于脐周围,伴手足心热,恶心,纳差。症见:T 36.5℃,腹部平坦,柔软,无明显压痛,未触及包块,肝脾未触及,未见肠形,肠鸣音存在,舌质红,舌苔薄黄,脉弦数。中医诊断为腹痛。辨证为少阳郁热、气机疏泄不利。治以和解少阳、理气止痛。方用小柴胡汤加减。

处方:柴胡9g,半夏6g,党参9g,乌梅9g,胡黄连6g,白芍15g,枳实6g,木香6g,生姜6g,炙甘草6g,大枣3枚。2剂,日1剂,水煎服。

服上药2剂后,腹痛再未发作,继服3剂,诸症消失,告愈。

按 小儿腹痛是脐腹疼痛,无外科急症指征的一类功能性腹痛,多因感受寒邪,饮食积滞,或感染虫疾而致。此案患儿证属虫邪食积,损伤脾胃,少阳郁热,气机疏泄不利。小柴胡汤具有和解少阳,调畅气机之功。本方去黄芩之苦寒,加白芍柔肝缓急;枳实、木香理气止痛;胡黄连除疳积、退虚热;乌梅和胃安蛔。诸药配伍达到疏肝理脾,行气止痛,安蛔除疳的目的。

◎案

某,女,8岁。2006年6月18日初诊。家长诉小儿经常哭闹腹痛,时作时止,曾在多家医院就诊,均以未见任何疾病告终,肠虫清也服过,也未见效。体格检查:体温正常,腹软,麦氏点压痛(-),脐周压痛(+),余(-)。症见:患儿体瘦,纳差,示其脐周疼痛,二便可,舌淡苔薄白,脉弦。中医诊断为腹痛。辨证为肝郁脾虚、气机郁滞。治以疏肝健脾、调畅气机。方用小柴胡汤加减。

处方:柴胡6g,半夏4g,党参6g,白芍9g,枳壳4g,生姜3g,炙甘草6g,大枣2枚。3剂,日1剂,水煎取汁200ml,分4次温服。

二诊:6月21日。服药后腹痛明显减轻,饮食增加,继服上药6剂,腹痛止,食纳常,随访3个月未复发。

按 小儿不明原因腹痛,临床治疗极为棘手,大多以消食导滞治之,效果不佳。每遇此疾,可多投小柴胡汤加味,因小儿有其"肝常有余,脾常不足"的生理特点,肝有余则气不调,脾不足则运失健,故多见因肝气失调,脾失健运而引发的胃肠气机失和之腹痛,时作时止。而小柴胡汤乃寒温并用,具有调和阴阳,疏利三焦,条达上下,宣通内外,畅达气机之功能,阴阳调,上下通,气机畅,再合芍药甘草汤缓急止痛,腹痛必愈。

◎案

李某,女,12岁。2003年8月3日初诊。患者自诉反复腹痛2年。近来多次腹痛发作,发无定时,每次疼痛持续5~10分钟,能自行缓解,西医诊断为肠痉挛。平素容易生气,不思进食,面色欠华,大便1~2天一次,成形,舌质红,苔薄白,脉细。中医诊断为腹痛。辨证为土虚木乘、肝脾不和。治以疏肝和脾、缓急止痛。方用小柴胡汤加减。

处方:柴胡10g,黄芩10g,姜半夏10g,党参10g,白芍10g,大枣15枚,炙甘草5g,干姜3g。3剂,日1剂,水煎服。

二诊:服上药3剂后,腹痛不安。上方加生山楂10g,以消食开胃,继服5剂。

三诊:纳香,腹痛未作。

按 本案患儿证属肝郁乘脾,枢机不利,气机不畅,不通则痛。方中重用大枣,配党参、炙甘草甘温益气补脾土;柴胡疏肝理气;加白芍柔肝;配炙甘草缓急止痛;生姜改干姜,配半夏温中;黄芩、姜半夏燥湿。全方共奏泄木安土、疏理枢机之功。

5. 新生儿黄疸

新生儿黄疸属中医学"胎黄"范畴,临床以出生后全身皮肤、巩膜发黄为主要症状,其基本发病机制是由胎儿时期感受湿热或瘀热内阻。孕母感受湿热传入胎儿,或婴儿于胎产之时、出生之后,感受湿热邪毒,因小儿脏腑娇嫩,形气未充,脾运不健,感受湿热之邪未能输化,透发于外,而皮肤面目发黄;或小儿禀赋虚弱,湿热内阻,气机不畅,肝胆疏泄失常,以致气机郁滞,脉络瘀积而发黄。基于此,选用小柴胡汤以清热利湿、化瘀消积而退黄。

医案精选

◎案

金某,男,1个月。2004年4月8日初诊。生后3日出现黄疸,目黄肤黄,不欲乳食,便溏,舌淡苔黄腻。中医诊断为胎黄。辨证为胎湿内阻。治以疏肝理气、通利枢机、清降湿浊。方用小柴胡汤加减。

处方:柴胡8g,黄芩5g,姜半夏3g,党参5g,茵陈5g,大枣5枚,炙甘草3g,炮姜3g。5剂,日1剂,水煎2次,取汁60~100ml,分3次口服。

二诊:服上药5剂后,肤黄已退,目黄渐淡,大便次数减少。原方炮姜改干姜,加炒白术5g,继服5剂。

三诊:服上药5剂后,黄疸消退,纳和便调。

按 方中柴胡疏肝理气,黄芩清热燥湿,生姜、炮姜,温经化湿,加茵陈清热利湿。重用柴胡疏肝理气,使湿热外泄、湿祛黄退。二诊加白术健脾化湿,配党参、炮姜、炙甘草调补脾胃,阳气振奋,阴湿不生。黄疸病因在湿,湿祛则黄退。病后还调补脾胃,以促进后天生化之源。

6. 小儿咳嗽

咳嗽是小儿常见的肺系疾病。《黄帝内经》云:"五脏六腑皆令人咳,非独肺也。"说明咳嗽一症,不但是肺脏功能失调所致,而且五脏六腑的变化均可影响及肺而引起咳嗽。肺主一身之气,其性宜宣宜降;肝主疏泄,具有舒畅、开展、条达、宣散、疏通等综合性的生理功能,而肺气的宣降正常亦有赖于肝气的疏泄;肝为刚脏,以血为体,以气为用,有"体阴而用阳"之谓,因肝脉布胸胁,上注于肺,如肝气郁结,疏泄失常,影响肺气的正常宣降,或肝经气火有余,循经犯肺,火热熏灼津,炼液为痰,或火热灼伤肺络出现痰中带血甚则咯血等。在治疗咳嗽的过程中,要注重辨证与辨病相结合,适当加入治肝之品。

小柴胡汤有柴胡、黄芩疏散胆气,清除邪热;党参、半夏、甘草、生姜、大枣专于补土和中,土旺而后金生。如此根据生理特点用药,不仅仅于治肺疗咳,而能收肺安咳罢之功。

医案精选

◎案

吴某,女,7岁。1990年3月5日初诊。发热、阵发性咳嗽5天。检查:T 38.2℃,血常规:WBC 14.4×10^9/L,N% 80%。胸透显示两肺纹理增粗,右上肺大片阴影。西医诊断为百日咳合并肺炎。经抗菌、解痉镇咳和中药小青龙汤等治疗,效果不显。症见:咳喘气急,发热不退,朝轻暮重,不思饮食,呕吐痰涎。舌质红,苔白根腻,脉弦数。中医诊断为咳嗽。辨证为邪热犯肺、痰饮互结、枢机不调、肺气郁闭。治以清热化痰、解痉止咳。方用小柴胡汤加减。

处方:柴胡、桑白皮、僵蚕各9g,生石膏30g,黄芩、制半夏、百部各6g,生姜2片,大枣3枚,甘草5g。5剂,日1剂,水煎服。

服上药5剂后,热退食增,咳喘平息而愈。

按 百日咳虽病位在肺,但无不与肝、脾、肾相关。正如前人所说:"气者其根在肾,济养于脾,升发疏泄于肝,出入升降治节于肺。"可见,肝气的升发,肺气的肃降,在人体气机升降过程中起着重要的作用。故咳嗽不但从肺论治,还应考虑其他脏腑。本案中患儿脉象弦数,为小柴胡汤重要的指征脉象之一,故以小柴胡汤为底方,加上清肺止咳平喘的药物。5剂后,热退食增,咳喘平息而愈。

7.传染性单核细胞增多症

传染性单核细胞增多症(IM)主要由 EB 病毒感染引起,由于对本病认识的逐渐提高,因此本病的发病率有上升的趋势。据报道,发展中国家儿童 IM 的发病高峰年龄在 2~6 岁,而发达国家发病高峰年龄在 10~20 岁。我国的发病年龄较低,可能与我国经济处于快速发展期,卫生环境较差有关。近年来,人们发现除了 EBV 病毒能引起 IM 外,CMV、弓形体、HIV – 1 等亦可引起类似 IM 样的临床症状及体征,因此有学者将它们引起的疾病统称为单核细胞增多综合征(即 MS)。实际上,IM 是最常见的一种 MS。典型的 IM 临床三联征为发热、咽峡炎和淋巴结肿大,实验室检查为外周血淋巴细胞计数和异型淋巴细胞比例均增高。EBV 感染在婴幼儿多为隐性感染,可能是由于婴幼儿免疫系统尚未发育完善,无法产生免疫的结果;在学龄儿童和青少年则表现为传染性单核细胞增多症。然而由于对实验室检查的依赖,临床中检查发现其 EBV – IgM、EBV – DNA 阴性时,虽然排除了 IM,但往往却忽略了 MS 这一疾病的存在。目前西医治疗 IM 主要采用抗病毒药物来治疗,如阿昔洛韦、更昔洛韦、干扰素等,然而抗病毒药物的疗效不是十分明确,而且这些药物副作用较大。而中医强调的是人的整体观,在辨证论治的基础上,对人体进行整体的调理,从而使机体处于相对的平衡状态中;通过调节脏腑的功能,使各脏腑功能各司其职,从而达到治疗的目的。

医案精选

◎案

张某,女,10 岁。1997 年 10 月 3 日初诊。发热 5 天,往来寒热,T 38~40℃,下午尤甚,咽痛,恶心,头痛,乏力,全身淋巴结肿大。曾在儿童医院就诊,血常规:WBC 11.3 × 10^9/L,L% 46%,M% 8%,G% 46%,噬异凝集(+),诊断为传染性单核细胞增多症。予病毒唑、激素等治疗,热势不退,遂来求诊。症见:患儿发热,往来寒热,咽痛,头痛,口苦,有汗,恶心,小便黄,大便干。T 38.2℃,颈、颌下、腋下、腹股沟淋巴结肿大,咽充血,HR 110 次/min,律齐,双肺(-),肝未触及,脾左肋下 2cm,舌红,苔薄白,脉弦。中医诊断为温疫。辨证为感受温疫时邪,邪郁少阳,渐至阳明。治以疏解少阳、逐实热结。方用小柴胡汤加减。

处方:柴胡 10g,黄芩 15g,西洋参 10g,半夏 10g,生姜 3 片,甘草 6g,生石膏 30g,大黄 6g(后下)。1 剂,水煎 200ml,分 2 次服。

服 1 剂后,转日体温最高 38℃,继以原方加竹叶 9g,继服 4 剂而诸症痊愈。

按 本案诊为 IM,其脉证属少阳兼阳明证,为热病日久正虚,邪郁少阳,渐致阳明之候,故在西药治疗无效情况下,予小柴胡汤疏解少阳之郁热,予生石膏、大黄以逐实热结,故服之热退,调养 1 周而痊愈。

第五节　皮肤科疾病

1. 带状疱疹

带状疱疹是由水痘-带状疱疹病毒引起的急性炎症性皮肤病。表现为成簇水疱沿体表一侧的皮肤作带状分布,常伴神经痛及局部淋巴结肿痛,亦可累及肺、肝、脑,临床分无疹性、顿挫性、大疱性、出血性、坏疽性、泛发性带状疱疹。本病发病突然,进展迅速且伴有剧烈的烧灼感和刺痛,给患者带来很大痛苦。

带状疱疹相当于中医学的"蛇串疮""缠腰火丹"。其病因多为情志内伤,肝气郁结,久而化火,肝经火甚而致;或脾失健运,蕴湿化热,湿热蕴结,并感染毒邪而成。老年患者多因肝血不足,肝阳偏亢。如遇情志不遂,郁而化火;或因饮食不节,过食辛辣醇酒厚味,脾胃受损,湿热内蕴,复感风热毒邪,外发肌肤而成。足厥阴肝经之脉,布胁肋,上行连目系,出于额,至巅顶,故带状疱疹好发胸背胁肋部或头面部肝经循行部位。治疗主要从肝着手。以小柴胡汤论治,临床取得较好疗效。

医案精选

◎案

刘某,男,63 岁。左侧胁肋部、肩背部出丘疹、水疱,伴疼痛 3 天就诊。症见:左侧胁肋部、肩背部簇集性水疱、血疱,疱周有红晕,肩背部皮损密集成群,双手掌大小,水疱未融合,皮损未过中线,单侧分布,带状排列,舌尖红,脉浮数。西医诊断为带状疱疹。中医诊断为蛇串疮。辨证为肝经风热。治以清热解毒、疏散郁热。方用小柴胡汤加减。

处方:柴胡 15g,黄芩 10g,半夏 10g,党参 10g,青皮 10g,陈皮 10g,瓜蒌 15g,穿山甲 6g,金银花 30g,连翘 10g,生甘草 10g,羌活 10g,延胡索 10g,乳香 10g,没药 10g,川楝子 10g。3 剂,日 1 剂,水煎服。

二诊:服上药 3 剂后,患者疼痛明显减轻,水疱倾向干涸,疱周红晕减轻,夜间可入睡,守前方继服 6 剂而痊愈。

按 中医学认为带状疱疹的发生多与肝、脾二脏有关。病机特点为湿热交阻,气血凝滞。西医学认为本病是由水痘 - 带状疱疹病毒引起的累及神经及皮肤的常见疾病,典型皮损特点为簇集性水疱,带状排列,单侧分布,常伴有局部神经痛,多见于中老年患者。中医辨证急性期以湿热型最为多见,常以龙胆泻肝汤加减治疗。采用小柴胡汤加减,则一改龙胆泻肝汤苦寒克伐中气之弊,适用于老年患者。疾病初期针对病因加入清热解毒药金银花、连翘、栀子等。遗留顽固性神经痛者加入活血止痛之乳香、没药,或加入三棱、莪术等。

2. 斑秃

斑秃为一种突然发生的非炎症性、非瘢痕性的片状脱发,俗称"油风""鬼剃头"。一般无自觉症状,可发生于全身的任何长毛部位。若头发全部脱落称为全秃,全身毛发均脱落则称普秃。目前病因尚不明了。神经精神因素被认为是一个重要因素,不少病例发病前有神经精神创伤如长期焦急、忧虑、悲伤、精神紧张和情绪不安等现象。有时患者在病程中,这些精神因素可使病情迅速加重。

中医学认为,肝主谋虑,主疏泄,调畅气机和情志,与情绪应激关系密切,因此探讨脱发从肝论治具有重要意义。若情志刺激长期存在,超过肝的调节能力,可出现气机阻滞,使血运不畅,发失所养则出现脱发。发为血之余,但临床过程我们见到斑秃患者更多是因情志因素所致,如精神紧张、休息不好等,较少见到明显的血虚证候,从脏腑的生克关系来看,肝郁最常影响的脏腑就是脾,影响脾的运化功能,出现纳呆、腹胀等症。应用小柴胡汤使肝气条达,脾胃运化复常,则气血生化有源,发得所养。

医案精选

◎案

王某,女,33 岁。2001 年 4 月 20 日初诊。主诉:脱发 1 处 1 月余。查头枕骨左侧可见 3 处发落,呈圆形,约一元硬币大小,手触之,边缘仍可见落发,皮损表面光滑,隐见毛孔。患者自诉初因商务烦劳引起失眠多梦,1 个月前家人发现其枕骨左侧两处一分硬币大小头发脱落,启以为因失眠引起,服镇静安神类药,失眠未消,发落更甚,今特前来诊治。伴心烦、胸胁不适、咽干口苦、时干呕、纳差,大便 3 ~ 4 日一行,舌边尖红,苔薄黄,脉弦细。中医诊断为油风。辨证为气血瘀滞、血不养发。治以疏利气机、调和肝脾。方用小柴胡汤加减。

处方:柴胡、黄芩、金银花、防风、白鲜皮各 15g,桂枝、蝉蜕、牡丹皮、当归、半夏各 10g,黄芪 30g,大枣 5 枚,甘草 3g。5 剂,日 1 剂,水煎服。嘱患者停用他药,用鲜姜片轻揉患处,日 2 次。

二诊:4 月 25 日。自诉药后心烦、胸胁不适感大减,大便日一行,查舌脉如前,上药继服 10 剂。

三诊:5 月 8 日。称睡眠可达 6 ~ 7 小时,时梦,饮食如常,手触患处边缘未见落发,侧视可隐见细短绒毛长出。上方加焦山楂、焦神曲、焦麦芽各 20g,隔日 1 剂,继服 1 个月。

四诊:6 月 27 日。脱发处可见约 0.5cm 长细灰褐色毛发,嘱忌辛辣肥甘。改服逍遥丸、六味地黄丸以善后。

按 本案患者虽以脱发求诊,实为气机不利,升降失和而见少阳诸症;气血生化不足,濡养不力,遂见脱发。治此症抓主要矛盾,以疏理气机、调和肝脾为主,并以濡养肝肾以充生发之源,药中矢的,诸症渐消。

3. 银屑病

银屑病相当于中医学上的"白疕",是一种常见并易复发的慢性炎症性疾病。基本皮肤损害为具有特征性的银白色多层鳞屑的丘疹或斑丘疹,病程长、易于复发。对银屑病病因至今尚未明确。有关报道青少年患病率占总患率的 67.75%,女性发病年龄高峰期早于男性 10 年,西医学认为该病为一种多基因型疾病,与遗传、代谢障碍、感染、免疫系统紊乱、气候、内外环境、潮湿、内分泌、疲劳有关。

医案精选

◎案

刘某,男,27 岁。2002 年 11 月 5 日初诊。患银屑病 3 年余。素有喜嗜辛辣史,患病之始,正值夏末秋初,因劳作大汗淋漓,突受风雨外袭,随即汗止,第 2 天晨起觉全身皮肤瘙痒不适,畏寒发热,发现胸部及四肢散在鲜红色小斑点上覆细薄鳞屑,抓之痒甚。某医院诊断为银屑病,中西药迭进,反复发作至今未愈。现因外感症状加重 3 日而来求诊。查见全身皮肤散在大小不规则瓣红色斑点,上覆银白色鳞屑,边界清楚,伴全身恶寒发热 T 38.6℃,无汗,纳差舌质红,苔薄黄,脉浮数。中医诊断为白疕。辨证为外邪袭表、营卫失和、血热内蕴。治以和解表里、清热凉血和营。方用小柴胡汤加减。

处方:柴胡 10g,黄芩 10g,党参 10g,制半夏 6g,赤芍、白芍各 15g,生地黄 25g,荆芥 10g,紫草 10g,浮萍 10g,生甘草 10g。5 剂,日 1 剂,水煎服。

二诊:服上药 5 剂后,恶寒发热消失,痒减,脱屑少,未出现新皮疹。上方加丹参、牡丹皮以凉血活血,继续调理 1 个月,诸症痊愈。

按 本案患者病因有蕴热,风雨外袭,营卫失和而发病。迭经苦寒之品和免疫抑制剂治疗,始终未愈,每遇外感即症状加剧,经详审证候,实属表里不和,外邪久羁,营热内蕴所致,故投以小柴胡汤加清热凉血活血之品,以和解表里、清热凉血,祛风止痒消斑。

第六节　耳鼻喉科疾病

1.急性卡他性中耳炎

急性卡他性中耳炎又称分泌性中耳炎,属中医学"耳鸣""耳聋""耳胀""耳闭"等范畴。传统中医对本病认识一向比较笼统,如《医辙·耳病》的"如空谷之音",《奇效良方》的"聋甚闷绝",《景岳全书》的"或胀或闷"等散在记载类似本病的症状特点。多由风邪侵袭、致肝胆经气不舒引起。其主要特征为中耳积液和听力下降。《伤寒论·辨少阳病脉证并治》说"少阳中风,两耳无所闻",明确地指出本病的病因病机,说明耳聋与邪客少阳有关。少阳经行于耳部,邪传少阳经络,随其血脉上行于耳,正气与邪气相搏,故猝然耳鸣、耳聋;经气不利,少阳相火郁而为热,故口苦。邪客肌表,经输不利,则颈部左侧及左肩部引痛,转侧困难。舌红,苔薄黄,脉弦亦为邪在少阳之征。故以小柴胡汤加减治疗。

医案精选
◎案

范某,女,36岁。2000年4月28日初诊。患者诉2周前受寒后出现恶寒发热,流涕鼻塞,渐渐双耳堵塞,耳内胀闷,头沉闷胀,伴口干、口苦,胁满,心烦。3日前症状加重。西医诊断为分泌性中耳炎,对症治疗后好转,但病情反复。症见:患者面色微黄,张口流涎,舌淡体胖,边有齿痕,苔薄白,脉细弦。中医诊断为耳胀。辨证为邪气郁滞少阳,循经上犯耳窍。治以通郁散热、开窍启闭、和解少阳。方用小柴胡汤加减。

处方:柴胡20g,黄芩15g,人参10g,甘草10g,清半夏20g,生姜10g,大枣12枚。3剂,日1剂,水煎服。

二诊:1剂后全身微微汗出,感头轻耳聪,2剂后症状基本消失。继服2

剂以善其后而愈。随访 3 年未复发。

按 病有在表者,有在里者,有在表里之间者。邪气在表不解郁于半表半里,半表半里乃少阳之地。分泌性中耳炎多由外感不愈、邪气郁于半表半里而产生。热潜于内,以苦发之,故用柴胡、黄芩之苦,发传经之热;气不足者以甘缓之,故用人参、甘草之甘以缓补正气帮助驱邪外出;邪入半表半里则气逆,辛以散之,用半夏以除烦呕;邪半在表,则荣卫争之,辛甘解之,用生姜、大枣以和营卫。患者药后多见寒热往来,乃小柴胡汤助正气祛外邪,邪正交争终达邪气外达之效果。

◎案

黄某,女,25 岁。2003 年 5 月 3 日初诊。诉左耳闷胀,听力减退 8 天。患者 10 天前外出时不慎受凉,出现发热头痛,鼻塞流涕,遂自服感冒颗粒剂。2 天后忽觉左耳内不适,有闷堵感,听力下降,伴心烦口苦,不思食,微咳,咳白痰。在当地医院耳鼻喉科诊断为急性卡他性中耳炎,予抗生素治疗(具体用药不详),1 周后效果不明显,仍觉左耳闷胀,后经人介绍前来就诊。症见:左耳闷胀,听声不清,伴耳鸣,胸中烦闷,口苦咽干,咳白痰,二便尚调,舌暗苔薄黄,脉弦数。中医诊断为耳胀。辨证为邪郁少阳、循经上犯、闭阻耳窍。治以和解少阳、宣通耳窍。方用小柴胡汤加减。

处方:柴胡 10g,黄芩 12g,姜半夏 9g,苍耳子 10g,辛夷 10g,白芷 10g,川芎 10g,蔓荆子 10g,香附 10g,车前草 12g,炙甘草 6g。4 剂,日 1 剂,水煎服。

服上药后耳闷明显好转,胸闷、心烦口苦亦减轻,守上药继服 4 剂,以巩固疗效。

按 急性卡他性中耳炎属中医耳胀的范畴,病位在耳,并与少阳经相关,《灵枢·经脉》曰"三焦手少阳之脉……是动则病耳聋"。《素问·厥论》曰"少阳之厥,则暴聋颊肿而热,胁痛"。该患者外感风寒后未能及时表散,邪陷入里,少阳枢机不利,致相火循经上扰,壅闭清道,故见耳胀;口苦咽干,胁痛,脉弦为少阳经气不舒之象,《证治汇补·耳病》"新聋多热,少阳阳明火盛也;旧聋多虚,少阴肾气不足也"。故治疗应以清透郁火,宣通耳窍为主,予小柴胡汤,佐苍耳子、辛夷、蔓荆子,取其辛散宣通滞气,佐甘寒之车前草,入肝经清热利湿,使邪热下行;诸药相合则三焦通畅,气机调和,耳胀得愈。

◎案

魏某,女,40岁。1996年4月5日初诊。主诉:双耳闷堵,听力下降1周。1周前因感冒鼻塞流涕,用力擤鼻涕后引起双耳闷堵不适,听力下降,伴见咽干、口苦、心烦,曾服用头孢氨苄胶囊等药物治疗无效。局部检查:双耳鼓膜内陷、轻度充血、无明显积液征;音叉试验:双耳呈传导性聋;双侧下鼻甲轻度肥大充血,总鼻道及双侧咽鼓管口有少许黏性分泌物。舌质淡,苔薄,脉弦。中医诊断为耳胀。辨证为风邪犯肺、邪郁少阳、经气不舒、阻塞耳窍。治以和解少阳、宣通耳窍。方用小柴胡汤加减。

处方:柴胡10g,黄芩10g,半夏10g,党参15g,甘草6g,白芷10g,辛夷10g,川芎10g,路路通10g,车前草30g。3剂,日1剂,水煎服。外用呋麻液滴鼻。

二诊:服上药3剂后,诸症明显减轻。效不更方,继服3剂,听力恢复正常。

按 本病属中医学之耳胀、耳闭。因于外感风邪犯肺,闭鼻窍,继而循经传入少阳,经气痞塞则窍闭,气血运行畅,清阳之气不能上输于耳所致。《伤寒论》说:"少阳中风,两耳无所闻。"故用和解少阳之小柴胡汤加减而取效。

◎案

张某,男,35岁。1998年9月初诊。患者主诉:左耳闷堵,听力减退3天。5天前感冒,微恶寒发热,头痛,鼻流清涕。两天后,擤鼻时,感左耳内不适,微痛,有堵闷感,并心烦,不思饮食,咽干,略有咳嗽,白痰,自服感冒颗粒剂无效。体格检查:左耳鼓膜稍充血,鼓室无积液;音叉检查:传导性耳聋,鼻黏膜淡红,总鼻道有白色黏性分泌物。鼻咽镜:左侧耳咽管口有白色分泌物。舌质淡,苔薄白,脉弦数。中医诊断为耳闭。辨证为风寒犯肺、邪郁少阳、经气不舒、阻塞耳窍。治以和解少阳、宣通耳窍。方用小柴胡汤加减。

处方:柴胡、黄芩、党参、半夏、甘草、苍耳子、辛夷、白芷、川芎、路路通、杏仁各10g,车前草20g,生姜3片。4剂,日1剂,水煎服。并外用2%酚甘油滴耳。

二诊:服上药4剂后,耳闷、堵感明显好转,恶寒、头痛、咽干等症减轻,检查局部体征基本正常,继服上药,连服 8 天,听力恢复正常。

按 此案由于外感风邪侵犯人体太阳之表,肺主皮毛,邪闭鼻窍,继则循经传入少阳,郁滞少阳经脉,经气痞塞则窍闭,气血运行不畅,清阳之气不能上输于耳所致。故用和解少阳、扶正去邪之小柴胡汤而取效。

2. 梅尼埃病

梅尼埃病的主要病理改变为内耳膜迷路水肿,虽已被临床耳科学者公认,但多数学者亦认为情绪变化、过度疲劳及变态反应是该病的主要诱因,由此而导致自主神经功能紊乱、内耳血管痉挛、组织缺氧、微循环障碍,代谢产物堆积,使之管壁通透性增加,造成内耳膜迷路积水,而产生突发性眩晕、耳鸣、暂时性、可逆性听力下降伴恶心呕吐等症状。

中医学认为梅尼埃病属"眩晕"范畴,将由内耳病、耳窍平衡失调而引起的眩晕称为。其病因病机比较复杂,与风、火、痰有关,累及肝、脾、肾而造成脏器功能障碍,临床上以肝阳亢盛、痰浊中阻、肝阳挟痰浊,脾气虚弱,水谷精微生化运行失调,聚饮生痰,主痰浊上逆,清阳不开,浊阴不降,清窍壅塞而发病。据杨建华等报道脾阴虚症患者的血液流变学主要改变为全血黏比度、血浆黏比度、红细胞硬化指数均增高,血沉增快,使之微循环处于浓、黏、聚状态,即可造成微循环障碍。近年来较多的学者认为梅尼埃病是继发于自身免疫性损伤所致的疾病。由于免疫复合物沉积于内耳血管纹内或螺旋器的毛细血管内,引起内耳膜迷路水肿,继而损害前庭功能,引起一系列症状。还有学者报道血管分布状态直接影响内淋巴囊血循环,从而影响内淋巴循环和吸收,而致前庭功能损伤。是神经科、五官科常见的一组疾患。西医学常应用前庭抑制、血管扩张药物及对症支持治疗等,但疗效并不肯定、持久。

中医学病机,朱丹溪认为"无痰不作眩",张介宾认为"无虚不作眩",现今又从瘀血立论。综合诸家论述,联系少阳经脉循行部位和《伤寒论》少阳证"目眩","心烦喜呕""两耳无所闻""脉弦"的脉症与耳蜗前庭功能紊乱表现相似,其病应在少阳,多系六淫七情致病,引起少阳枢机不利,胃失和降,清阳不升,浊阴不降,水湿痰饮壅塞耳窍。治当和解少阳,升清降浊。取小柴胡汤加减,获显著疗效。

医案精选

◎案

韩某,女,40 岁。2000 年 9 月 18 日初诊。患梅尼埃病 2 年余,每年发病 5 次以上。每发头昏,不欲立,目弦,视物转动,欲闭,耳鸣,恶心,甚则呕吐,卧不得动,伴腰背酸困,胸胁憋闷,苔薄黄,舌尖红,脉弦细。中医诊断为眩晕。辨证为肝胆疏泄失利,气火郁闭清窍。治以疏泄清解、通达经脉。方用小柴胡汤加减。

处方:柴胡 12g,黄芩 12g,半夏 10g,党参 8g,白芍 15g,夏枯草 12g,防风 6g,川芎 6g,羌活 6g,生姜 3 片,甘草 6g。3 剂,日 1 剂,水煎服。

二诊:服上药 3 剂后,诸症减轻,继服 5 剂。

三诊:服上药 5 剂后,症减八九,上方去羌活、夏枯草,加枸杞子 12g、石决明 15g。继服 10 剂,诸症痊愈,随访 2 年未再发病。

按 本案患者为肝胆疏泄不利、气火郁闭、壅塞清窍经脉,清阳不升、浊阴不降引发,小柴胡汤疏利三焦和畅气机再加平肝息风和宣闭通络之品而显效。

◎案

张某,男,32 岁。1984 年 11 月 8 日初诊。3 日前下乡寒温不适,遂致发热恶寒,头身疼痛,鼻塞流涕,自服复方乙酰水杨酸片(APC)3 片,药后大汗淋漓,外症虽去,继见头目眩晕,视物旋转,不敢启目,口苦咽干,恶心欲呕,经某县医院西医诊断为梅尼埃病,给静脉滴注葡萄糖并口服鲁米那数日,其症不减,遂来中医科就诊。症见:患者紧闭双目,主诉如前,苔黄薄,脉弦,虑其过汗伤阳,阳虚水泛所为,处以真武汤温阳化水,其症非但不解,反而加剧,除上述诸症仍在外,又增心烦不寐。反复思考,此症由外感误汗而致之变症,不似内伤之眩晕,参阅张仲景《伤寒论》颇有所悟,张仲景言:"少阳之为病,口苦、咽干、目眩也。"又言:"但见一证便是,不必悉具。"此眩、呕、咽干、口苦、脉弦、苔黄诸象,显系邪传少阳之证。方用小柴胡汤和之。

处方:柴胡 22g,黄芩 9g,党参 12g,半夏 9g,甘草 6g,生姜 9g,大枣 12g。日 1 剂,水煎服。

服上药 1 剂后,诸症悉减,再剂而愈。

[按] 此症乃太阳病误汗伤正,邪犯少阳,胆火上炎枢机不利,影响脾胃所致,故用小柴胡汤疏利三焦,条达上下,宣通内外,和畅气机,取桴鼓之效。因眩晕一症,其病因不外痰、火、风、虚四端,四者不可截然分开,往往互为因果,气郁必生火,火炎必损脾,脾伤必生痰,痰浊又能阻塞窍道,导致三焦气机不畅,升降失调,所以眩晕一病,临床多反复难以根治,故治疗此病不可偏执一说。小柴胡汤能疏郁、泻火、理脾、和胃、补虚,是治疗眩晕最理想的基础方。只要根据病情适当加减,多可获效。

◎案

张某,女,54 岁。2003 年 6 月 18 日初诊。患者于 17 日晚,在静坐时,先有微量出汗,然后突发眩晕(自觉天旋地转,如坐舟中),神志清楚,闭目、不敢睁眼,恶心欲吐,双耳有堵塞感,欲倒地。于 4 月 22 日首次发作眩晕且呕吐,至 6 月 18 日,先后发作 6 次,口服眩晕停可暂时缓解。每次发作要持续 2~3 天,将胃内容物吐尽稍安,停止发作后如常人,间隔数天后旋即又作。患者有高血压病史 10 年,糖尿病病史 5 年,头颅无外伤史。因将眩晕、呕吐误认为是服降糖药过量所致,故擅自停服降糖药 1 个月。患者形体偏胖,BP 160/80mmHg,尿糖(++++),无酮体。随即予优降糖 2.5mg,每日 3 次口服。翌日查空腹血糖为 7.48mmol/L,尿糖(+)。化验肝功能、乙肝五项、肾功能、血脂、血常规,均在正常范围内。心电图示窦性心律、偶发室性期前收缩,左室肥厚。心脏 B 超示左室扩大。上消化道钡餐透视:慢性胃炎。西药给予降压、降糖、扩张冠状动脉之剂。平素口苦、咽干、胸闷、善太息、大便初干后溏、双下肢时有浮肿。近 1 个月来双耳听力轻度下降。无进食生冷不洁食物史。查舌质淡红,苔花剥,脉弦。西医诊断:梅尼埃病、2 型糖尿病、高血压病、高血压性心脏病、冠心病。中医诊断为眩晕、消渴、胸痹。辨证为少阳证兼阴虚饮停。治以和解少阳、通调津液。方用小柴胡汤加减。

处方:柴胡 24g,黄芩、党参各 15g,半夏 12g,甘草 6g,生姜 9g,大枣 12 枚。4 剂,日 1 剂,水煎 2 次,分 2 次早、晚温服。

二诊:当晚服药 1 次,未吐,安然入睡。翌日晨眩晕、恶心欲吐、双耳堵塞感皆消除。继服 3 剂,口苦、咽干、大便初干后溏等症亦除。继服小柴胡冲剂,每次2袋,每日3次,6日,以资巩固。随访半月未复发。

按 从中医学角度看,患者既有内耳迷路积水之水饮内停,又有咽干、舌苔花剥之阴液亏损。养阴则助湿,利湿则伤阴。足少阳之脉,其支者从耳后入耳中出走耳前。肝胆主升发,喜条达,若肝胆失调,胆经有热,易上逆于耳而为病。《伤寒论》曰:"呕而发热者,小柴胡汤主之。"本案患者虽无发热,但先有汗出,可认为热随汗泄视为有热。病入少阳,邪在半表半里,以致枢机不利,胆火上炎,灼伤津液,故见口苦、咽干,手足少阳经脉起于目锐眦,且胆与肝合,肝开窍于目,邪热循经上干空窍,故头目昏眩。足少阳之脉,下胸中,贯膈,络肝属胆,循胁里,邪犯少阳,经气不利,故见胸胁满闷、善太息。胆火内郁,胃失和降,胃气上逆,则呕。少阳统辖胆与三焦,三焦为决渎之官,乃水气通行之道路,邪气入阳,影响三焦水分的通调,一方面致水饮聚于耳,另一方面气不布津,阴虚症现。用小柴胡汤治疗,能和解少阳,且有通调津液,使津液重新分布的作用,从而能纠正水饮停聚,津液匮乏的病理现象。柴胡味苦辛、性微寒,应用时小剂量升举阳气,中等剂量疏肝解郁,大剂量其性沉降下行。在治疗呕吐时,不能因其有升提之性而减少它的用量反而用量要大。

3. 急性化脓性中耳炎

急性化脓性中耳炎系中耳黏膜的急性化脓性炎症,病变主要位于鼓室,但中耳其他部位亦常受累,且好发于儿童。西医学认为:急性化脓性中耳炎多为全身性疾病,如贫血、心脏病、肾炎、上呼吸道感染等,或急性传染病如猩红热、麻疹、白喉、流感等,导致机体抵抗力减弱,易患中耳炎;此外也可由外伤直接所致,致病菌常为溶血性链球菌,首选青霉素。

急性化脓性中耳炎,属中医学"耳疖"范畴。本病由肝胆风火湿热上注耳道,蕴结伤络所致者多见。中医认为急性者以风邪热毒,乘虚而袭,循经脉入耳中,壅聚不散,蒸腐成脓,穿蚀耳膜,脓溢于外而成。清代陈士铎《辨证录》卷三云:"少阳胆气不舒,而风邪乘之,火不得散,故生此病。"少阳经脉与耳关系十分密切,故采用疏风祛邪,清热解毒为主,用小柴胡汤而取效。

医案精选

◎案

宋某,女,17岁。1983年7月30日初诊。自诉因外感发热,咽部干痛,咳嗽3天后,觉右耳内灼热、胀、刺痛,吞咽及咳嗽时疼痛加剧,继而流脓血样黏液,寒热交作,口苦、恶心欲吐,不思饮食,眩晕耳鸣。症见:神疲无力,舌质淡红,苔薄黄,脉弦数。西医诊断为急性化脓性中耳炎。中医诊断为耳疳。辨证为外感风邪,肝胆湿热上注,蕴结耳道,气血凝聚。治以清肝利胆、解毒除湿。方用小柴胡汤加减。

处方:柴胡24g,黄芩、防风、半夏、黄连、连翘各9g,石菖蒲、龙胆各10g,蒲公英15g,青黛、薄荷、甘草各6g,桔梗12g。3剂,日1剂,水煎服。

二诊:服上药3剂后,耳内流脓血即止。头痛、口苦、耳鸣、眩晕及耳内灼热、胀、痛大减,恶心欲吐消失,饮食增加,精神见好,继服5剂。

三诊:服上药5剂后,耳内胀痛,口苦、头痛诸症全部消失。1个月后随访未见复发。

按 本病由肝胆风火湿热上注耳道,蕴结伤络所致者多见。治以清热利胆,解毒除湿为主。方中柴胡、黄芩、黄连、龙胆疏肝利胆,清泄湿热;薄荷、防风疏散风热,清利头目;青黛、连翘、蒲公英清热解毒,消肿散结;石菖蒲、桔梗、甘草清热除湿、开窍解毒排脓;半夏和胃降逆。在治疗期间,禁食辛辣油腻厚味,以防助湿热,留邪不除。该方不仅治疗急性化脓性中耳炎卓效,亦适用慢性中耳炎的治疗。

◎案

王某,女,60岁。1991年11月22日初诊。患者左耳流脓10余年,近一周来因感冒,T 37.5℃,耳流脓加重,量较多,质白黏,已在某医院用青霉素治疗4天(80万单位,每日两次)病情如故。患者主诉:现仍有低热现象,头晕口苦,不思饮食,大便干。查见:左耳鼓膜中央性大穿孔,有较多分泌物。音叉检查为传导性耳聋。舌苔薄白,脉弦细。中医诊断为耳疳。辨证为痰热阻塞、郁结少阳。治以清泄少阳痰热。方用小柴胡汤加减。

处方:柴胡、半夏、黄芩、牡丹皮、天花粉各10g,皂角刺、甘草各6g,茯苓

20g,石菖蒲 12g,败酱草、连翘各 15g。3 剂,日 1 剂,水煎服。并外用 3%双氧水(过氧化氢)洗耳,0.25%氯霉素眼药水滴耳,每日 3 次。

二诊:服上药 3 剂后,诸症明显好转,体温已正常。继服上药 4 剂后,耳流脓已不多,嘱其继服中药,并注意饮食,直至病愈。

按 化脓性中耳炎,中医称"脓耳"。少阳经脉与耳关系十分密切,本案由于外感邪毒,循经入耳,故宜清泄少阳痰热,在小柴胡汤的基础上加皂角刺排脓,石菖蒲宣通耳窍,而获良效。

◎案

王某,男,28 岁。2000 年 10 月 12 日初诊。3 天前因耳疼,恶寒发热,全身不适,就诊于耳鼻喉科,诊断为急性化脓性中耳炎,给予口服红霉素,加0.25%氯霉素滴耳及滴耳油等外治,耳疼虽有所减轻,但其他症状仍未改善,且听力明显减退,而要求中医治疗。症见:耳部烘热,头晕,耳鸣耳聋,发冷发热,口苦咽干。查:右耳道、鼓膜正常,左耳道有脓性分泌物且鼓膜已穿孔,舌质红,苔薄黄,脉弦数。中医诊断为耳疖。辨证为热毒内蕴、邪居少阳。治以清热解毒、和解少阳。方用小柴胡汤加减。

处方:柴胡 10g,黄芩 15g,半夏 10g,丹参 20g,金银花 30g,蒲公英 30g,桔梗 10g,菊花 10g,泽泻 20g,川芎 6g,赤芍 20g,甘草 10g。2 剂,日 1 剂,早、晚水煎分 2 次饭后服。

二诊:上药服 2 剂后恶寒发热止,其他症状也明显减轻,自觉口干较甚。上方加麦冬 15g、玄参 15g,继服 3 剂,诸症消失,听力恢复正常。查左耳道已无脓性分泌物,且鼓膜穿孔愈合。

按 耳为胆经循行所过之处。本案系内蕴热毒,外受风邪,邪毒壅盛,循胆经上冲耳窍所致。故以小柴胡汤和解少阳,疏理气机,促邪外达;加金银花、蒲公英、桔梗、菊花、泽泻清热解毒而化湿;桔梗载药上行,配川芎引药直达病所;人参易丹参,加赤芍以加强清热凉血的作用。

4.突发性耳聋

近年来,突发性耳聋的发病率有上升的趋势。突发性耳聋的病因不明,致病因素很多,多数学者认为本病的病因与病毒感染、内淋巴积水和耳蜗循环功能障碍等诸多因素有关。由此所致的内耳缺血、缺氧是本病的病理基础。以上几种病因可能都在突发性耳聋发病过程中起作用,很难将其中之一孤立,所以突发性耳聋没有确切的治疗方案,主要是根据所推测的病因进行治疗,缺乏针对性。很多根据病因的治疗方案应用于临床,都取得了不同程度的效果。西药治疗主要有高压氧、类固醇、能量合剂、血管扩张剂等。影响突发性耳聋愈后的因素很多,症状持续时间、有无眩晕、听力曲线对患者听力的恢复都有影响。

突发性耳聋在中医学中属于"暴聋""厥聋"的范畴,耳窍脉络瘀阻为其最终病理改变。暴聋的发生主要与气血有关,根本原因在于气血失常,耳部脉络不通,气滞血瘀。病机是由于外感时邪侵犯人体太阳之表,继则循经传入少阳半表半里,郁滞少阳经脉,导致经气运行不畅所致。沈金鳌在《伤寒论纲目》中云:"凡耳聋,耳中疼痛,皆属少阳之热而为可治。"少阳经脉与耳的关系十分密切,手足少阳经均从耳后入耳中,出走耳前,耳的正常聆听功能有赖于少阳经气的正常运营输注,而少阳经气郁滞,则耳的聆听必然失聪。小柴胡汤是和解少阳、治疗少阳病的代表方,有通行少阳经脉,祛除病邪,疏利经气的功能,故以小柴胡汤为基本方治疗。

医案精选

◎案

马某,女,5岁。2004年12月29日初诊。患儿于5天前因感冒头痛、发热、咽痛,右耳胀痛嗡嗡响,随即听力渐下降,心急如焚,在五官科做纯音听阈测定、声导测听、咽鼓管压力测定提示右侧听神经损伤,诊断为突发性耳聋,口服烟酸、复合维生素B、六味地黄丸,静脉滴注冬凌克栓酶,低分子右旋糖酐、血塞通、葛根素、头孢他啶等,头痛、咽痛、发热消失,但听力越来越差。症见:右耳嗡嗡响,听力极差,心烦躁扰不宁,胸胁胀痛,口苦咽干,面红目赤,舌红苔黄,脉弦数。中医诊断为耳鸣。辨证为肝胆之火上扰。治以清泄肝胆。方用小柴胡汤加减。

处方:柴胡15g,黄芩12g,清半夏10g,党参12g,栀子10g,磁石20g(后下),炙甘草5g,生姜5g,大枣1枚。3剂,日1剂,水煎服。

二诊:服上药3剂后,诸症减轻,听力改善,大便略溏。上方去栀子继服

9剂,而诸症告愈。

按 《伤寒论·辨少阳病脉证并治》曰:"少阳中风,两耳无所闻,目赤,胸中满而烦者,不可吐下,吐下则悸而惊。"足少阳经脉起于目锐眦,走于耳中,下胸中,贯膈,患儿因感受外邪传入少阳,少阳风火上扰头目则面红目赤,扰动心神则心烦躁扰不宁,少阳经气不利则胸胁胀痛,清窍壅滞,故右耳嗡嗡响、耳聋。胆者,中精之府,五脏取决于胆。咽为之使,胆火上炎则口苦咽干,舌红苔黄,脉弦数乃胆火壅盛之象。治以和解少阳,清心利咽,用小柴胡汤和解少阳,清胆利窍,栀子能清诸经之火,尤长于清心肝之火,磁石潜阳安神,聪耳明目,《神农本草经》曰其"除大热烦满及耳聋"。故用上药调整而愈。

◎案

黄某,男,12岁。主诉:左耳听力下降5天。缘患儿于半月前感冒后出现左耳堵塞感,微痛,自觉听力减退,自听增强,鼻塞,咳嗽,无耳鸣。胃纳一般,二便调。体格检查:双下鼻甲稍肿胀,充血,双中鼻道未见引流。左耳鼓膜潮红,外突。鼻咽腺体样增生。纯音测听示:左耳轻度传导性聋。声传导图呈"C"形。舌尖红,苔白,脉弦滑。中医诊断为耳闭。辨证为邪阻少阳、气血瘀滞。治以疏风祛邪、宣肺通窍。以小柴胡汤合苍耳子散加减。

处方:柴胡10g,赤芍10g,黄芩15g,菊花10g,蔓荆子10g,辛夷10g(包煎),白芷10g,土茯苓20g,桃仁10g,法半夏10g,甘草5g。3剂,日1剂,水煎服。配以呋麻滴鼻液滴鼻,左耳激光理疗。

二诊:服上药3剂后,左耳堵塞感减轻,已无鼻塞,咳嗽,痰少,纳可,眠可,二便正常。双下鼻甲稍肿胀,充血,双中鼻道未见引流,咽稍充血。左耳鼓膜充血较前减轻,紧张部外突。舌稍红,苔白厚,脉弦滑。中药仍以疏风祛邪,利湿通窍为法,酌加宣肺止咳之品。

处方:柴胡10g,菊花10g,蔓荆子10g,辛夷10g(包煎),白芷10g,枇杷叶10g,杏仁10g,前胡10g,毛冬青15g,土茯苓15g,木棉花15g,白蒺藜15g,甘草5g。

按 本案患儿为风邪外袭,阻于少阳经所致,故用小柴胡汤合苍耳子散和解少阳,祛邪通窍,加菊花、蔓荆子以开窍清利头目,土茯苓化湿,桃仁活血化瘀。全方共奏疏肝祛邪,宣肺通窍之功,各症迎刃而解。

◎案

李某,女,38岁。1987年4月20日初诊。偶感风寒,肌内注射复方氨基比林后发热渐退。5天来暴聋不闻声响,伴寒热往来,口苦咽干目眩,恶心,呕吐,胸胁胀满,小便色黄,舌苔薄白,脉象弦数。中医诊断为暴聋。辨证为邪客少阳、阻滞经络。治以疏利气机,芳香开窍。方用小柴胡汤加味。

处方:柴胡、钩藤、滑石各20g,黄芩、夏枯草、石菖蒲各15g,半夏、党参各10g,甘草6g,生姜3片,大枣5枚。3剂,日1剂,水煎服。

二诊:服上药3剂后,寒热退,呕恶止,耳能闻。上方去滑石,继服3剂,病告痊愈。

按 足少阳胆经之脉从耳后分出,进入耳中,出于耳前,今胆经有热,风热之邪客于少阳,循经上犯,熏蒸于耳,肝失疏泄,气机不畅,枢纽不利,故两耳如蒙不闻声响。少阳位于半表半里,邪犯少阳,邪正交争,故出现寒热往来,口苦咽干目眩等半表半里之证,小柴胡汤专为半表半里之少阳证而设,具有和解少阳,清解胆热,和胃降逆之功,用之使少阳之热邪得以清解,郁滞之气机得以舒畅,加上开郁利窍之菖蒲、滑石等,故而获效。

5. 大疱性鼓膜炎

急性大疱性鼓膜炎(ABM)是致病体引起的鼓膜急性原发性炎症,可单独发生或与外耳道炎、中耳炎并发。根据体格检查,分两个类型:大疱性鼓膜炎和出血性鼓膜炎。临床过程表现为一种自限性疾病,自然病程1~2周。病因不明,很长时间被归结于病毒感染,但大部分病例病毒并不能被分离。ABM与急性中耳炎的病因极为相似,呼吸道病毒的作用仍不清楚,由于患ABM前常有上呼吸道感染,普遍认同流感病因。常见于儿童或年轻人,冬季多见,常伴发上呼吸道感染,有时呈流行性发病,流感期间发病增多。单侧,偶尔累及双耳。特征性的症状是突然发生的严重耳痛,这种耳痛与鼓膜、外耳道内侧段壁的水疱有关。受累的鼓膜上看到大疱破裂,大疱可累及外耳道,大部分患者在这一阶段的耳痛达到顶点。目前ABM可以采取洁净外耳道、全身抗菌、抗病毒预防继发感染、滴耳剂、镇痛剂、局部热敷、透热促进渗液吸收等治疗。

大疱性鼓膜炎常因机体抵抗力降低易致病毒感染引起。中医认为风寒时邪盛,表卫虚弱,其邪循经上犯鼓膜,引起经气失畅,津液输布障碍出现水疱。全方具有解表散风祛湿,渗湿利水,活血止痛,除湿通窍作用。转移因子可使未致敏的淋巴细胞转化为致敏淋巴细胞,扩大机体的细胞免疫功能。经临床对比观察,中西医结合是治疗本病更理想的方法。《灵枢·口问》说:"耳者,宗脉之所聚也。"小儿脏腑娇嫩,形气未充,故风热邪毒循经耳,而发此病,用小柴胡汤易取效。

医案精选

◎案

胡某,女,52岁。1991年5月6日初诊。患者左耳剧痛一夜,晨起流出血性分泌后疼痛减轻,左边头部不适,胸胁苦满,作呕、口苦。体格检查:外耳道有血性分泌物,擦净后见鼓膜前下方有一血疱已破裂,鼓膜完整,稍充血。音叉检查正常。舌质红,苔薄黄,脉弦数。中医诊断为耳痛。辨证为邪热侵犯少阳,耳部经络受阻。治以疏解少阳、清热凉血。方用小柴胡汤加减。

处方:柴胡、黄芩、半夏各10g,板蓝根、蒲公英各15g,生地黄12g,甘草、龙胆各6g,仙鹤草、牡丹皮、赤芍各10g,车前草20g。2剂,日1剂,水煎服。

二诊:服上药2剂后,诸症均已消失。嘱其继服3剂,以巩固疗效。

按 本病属病毒感染,由于风热邪毒侵袭耳部,邪与气血相搏,故可见耳部疼痛,外邪循经入耳,邪热结于耳窍所致。又因手足少阳经脉皆绕耳部循行,故用小柴胡汤治之。

◎案

郑某,男,23岁。左耳内剧痛1天,耳内堵塞感,听力轻度减退,痛甚则胸胁苦闷,作呕,口苦,舌质红,苔微黄,脉弦略数。检查见左鼓膜充血,表面有一水疱鼓起,淡紫色,触之柔软,有触痛。西医诊断为大疱性鼓膜炎(左)。中医诊断为耳痛。辨证为邪热在少阳,耳部经络受阻,不通则痛,兼以血分有热。治以疏解少阳,兼以凉血。方用小柴胡汤加减。因患者年壮,虽有作呕,但胃纳尚可,脾土未伤,故去人参、大枣,加赤芍、生地黄以凉血,泽泻利水渗湿,引热从小便而解。

处方:柴胡10g,黄芩12g,法半夏10g,生姜3片,甘草3g,赤芍10g,生地黄10g,泽泻10g。日1剂,水煎服。

1剂后,耳痛大减。3剂后,诸症基本消失。检查见鼓膜之疱已平复,只略充血,依原方再服1剂而愈。

按 热扰肝胆,动血分,故以小柴胡汤加生地黄、赤芍以凉血。

6. 鼻窦炎

鼻窦炎是临床常见病,有急性、慢性之分。急性者多继发于急性鼻炎,慢性者多因急性化脓性鼻窦炎反复发作未彻底治愈而迁延所致。在鼻窦炎发病中,鼻腔、鼻窦以及邻近器官的病变、细菌感染、解剖异常以及免疫功能紊乱和黏膜纤毛功能障碍等原因的综合作用,导致了鼻窦黏膜持续性炎症反应和不可逆转的病理改变。针对以上各病因采取相应的预防和治疗措施,可有效提高治疗效果,减少复发,进而达到治愈鼻窦炎的目的。

鼻窦炎属中医学"鼻渊"范畴,外感六淫,误治失治,病邪不解,侵入少阳,邪热内迫,胆热上移而发为鼻渊。鼻为清阳交会之处,又为一身经脉之经过,并受全身脏腑功能的影响。鼻为肺窍,风热犯肺,肺气失宣,邪热循经传入少阳,上犯鼻窍。《素问·气厥论》云:"胆移热于脑,则辛頞鼻渊。"在诊治鼻窦炎过程中,诸如头痛,两侧头痛,脉弦细,鼻塞流涕,胸胁胀满,恶心,不欲饮食,口苦,咽干,眩晕等症状,只要见到一两个症,就辨证为"邪入少阳"。胆为刚脏,内寄相火,其气通脑。而患者恚怒失节,胆失疏泄,气郁化火,循经上犯,伤及鼻窦,腐灼肌膜。病症反复发作不愈,是正气亏虚之证。方中用小柴胡汤清泄胆热,疏风通窍,治愈鼻渊。

医案精选

◎案

刘某,男,30岁。1990年12月5日初诊。患者于1年前因感冒治疗不彻底而致鼻塞不通,流脓涕反复发作,重则不闻香臭,伴头痛,口干咽燥,情绪易激动。曾于五官科检查,诊断为鼻窦炎。近半月复由感冒而致上述症状加剧。体格检查:双侧鼻黏膜充血,上颌窦处压痛。副鼻窦瓦氏位片示:上颌窦黏膜增厚以右侧为著。舌质红,苔黄,脉弦数。中医诊断为鼻渊。辨证为肝郁化火、热毒壅结。治以疏肝解郁、泻火解毒,佐以舒通鼻窍。方用小柴胡汤加减。

处方:柴胡 10g,黄芩 10g,半夏 6g,玄参 15g,蒲公英 30g,桔梗 10g,白芷 10g,菊花 20g,川芎 10g,薄荷 10g,苍耳子 10g,辛夷 10g(包煎),甘草 10g。5 剂,日 1 剂,先用煎药之蒸汽熏鼻,煎好后再饮用,早、晚分服。

二诊:服上药 5 剂后,鼻塞不通明显减轻,头痛止。仍有口干,上药加牡丹皮、栀子各 10g,继服 5 剂诸症消失。查双侧鼻黏膜充血消失,上颌窦处无压痛,副鼻窦瓦氏位片示上颌窦黏膜正常。随访 1 年未复发。

按 鼻窦炎属中医"鼻渊"之证。鼻虽为肺窍,但与肝关系密切,肝郁化火,热毒壅结,可致鼻窍不通。故取小柴胡汤疏肝解郁清热。将方中人参改玄参,取其意而增滋阴降火之功;以蒲公英、菊花、桔梗、薄荷清热解毒;白芷、辛夷、苍耳子畅通鼻窍,加川芎引药直达病所,故而获效。

◎案

孙某,女,33 岁。1995 年 10 月 8 日初诊。主诉:鼻塞流黄脓涕 6 天。6 天前因受凉引起鼻塞、流黄脓涕,头胀痛,伴见恶寒,发热,口苦咽干,不欲食,二便尚可,自服感冒药及消炎药治疗,不见好转。局部检查:双侧鼻黏膜充血,双下鼻甲充血肿大,左中下鼻道可见少许脓性分泌物。舌淡红,苔薄白,脉弦略数。瓦氏位片示双侧急性上颌窦炎。中医诊断为鼻渊。辨证为邪郁少阳、阻塞鼻窍。治以和解少阳、疏风清热透窍。方用小柴胡汤加减。

处方:柴胡 10g,半夏 10g,黄芩 10g,菊花 10g,白芷 10g,辛夷 10g(包煎),车前草 30g,草河车 10g,甘草 6g。水煎服,日 1 剂,共服 6 剂痊愈。

按 本病属中医之"鼻渊"。风热犯肺,肺失宣肃,邪热循经入于少阳,内犯鼻窍而致该病。如《素问·气厥论》云:"胆移热于脑,则辛頞鼻渊。"故用小柴胡汤加减,清胆泄热,宣通肺窍而痊愈。

◎案

王某,男,45 岁。1995 年 11 月 30 日初诊。患慢性鼻窦炎 2 年。曾行上颌窦穿刺冲洗;屡服中西药治疗,但仍反复发作。且由于长期服用抗生素,出现胃脘不舒、泛恶纳呆等症。平素性格暴躁,症见:鼻流浊涕,量多而臭,嗅觉减退,伴夜寐多梦、心烦易怒,泛恶欲吐,食欲不振。舌红苔腻,脉弦。中医诊断为鼻渊。辨证为胆腑瘀热、脾胃亏虚。治以清解胆热、健脾和胃。方用小柴胡汤加减。

处方:柴胡、黄芩、白芷、藿香、法半夏各 10g,党参、鱼腥草各 15g,龙胆 5g,生甘草 3g,生姜 3 片,大枣 3 枚。5 剂,日 1 剂,水煎温服。

二诊:服上药 5 剂后鼻涕减少,泛恶未作,纳谷好转。上方去藿香加生地黄。此后依本方略增减,共服 20 剂,诸症消失。后用绞股蓝、鱼腥草代茶泡饮,巩固疗效。同时嘱咐患者戒烟酒,忌辛辣刺激之品。随访 1 年未复发。

按 胆为刚脏,内寄相火,其气通脑。而患者恚怒失节,胆失疏泄,气郁化火,循经上犯,伤及鼻窦,腐灼肌膜。病症反复发作不愈,是正气亏虚之证。方中小柴胡汤清解胆腑,健脾扶正;鱼腥草、龙胆清热解表;藿香、白芷芳香通窍;生地黄滋阴凉血,防诸药伤阴。

◎案

刘某,男,32 岁。1981 年 11 月 6 日初诊。自诉头常晕痛、鼻塞、涕多浓稠有异味,嗅觉不灵,感觉有浓涕从鼻腔倒流到口腔、吐黄痰、前额胀、精神不爽已有年余,舌苔黄,脉浮弦。上颌窦穿刺有脓性分泌物,X 线片确诊为鼻窦炎。中医诊断为鼻渊。辨证为外感风热、肺气失宣。治以调和上焦、疏风宣肺。方用小柴胡汤加味。

处方:柴胡、黄芩、党参、法半夏、白芷各 10g,苍耳子 12g,辛夷 12g(包煎),川芎、薄荷各 6g,野菊花、金银花各 15g,大枣 5 枚,生姜 5 片。5 剂,日 1 剂,水煎服。

二诊:服上药 5 剂后,浊涕渐减,异味有轻,鼻塞通畅,嗅觉稍好。效不更方,嘱将原方继用月余而治愈。

按 鼻窦炎,属中医学"鼻渊"范畴。本病一为胆移热于脑,一为外感风热,肺气失宣,鼻窍不能通利而成。治宜调和上焦,疏风宣肺。用小柴胡汤加味,寒热并用,攻补兼施,疏利三焦气机,条达上下升降,宣通内外而获良效。

7.变应性鼻炎

变应性鼻炎即变态反应性鼻炎(AR),又称过敏性鼻炎,是以反复发作性喷嚏、流清涕和鼻塞等3个主要症状为特点的鼻黏膜 I 型超敏反应性疾病。本病为鼻科常见病、多发病,可为常年性发病,也可为季节性发病,或在气候突变和异气异味刺激时发病,近年来随着我国工业化的发展,发病有增长趋势,占人群的 10% ~20% 。

中医称变态反应性鼻炎为"鼻鼽",鼻鼽为病多由脏腑亏损,正气不足,卫表不固,外邪犯鼻,阳气无从泄越,故喷嚏频作,阳不化气,故清涕长流。因此肝胆疏泄失职,鼻窍又为外邪所困,清阳之气不能正常出入,可致鼽嚏。肝胆主枢机,正邪相持分争,故鼽嚏反复发作。因此鼻与肝胆的关系不能单纯理解为"胆热移于脑"这一方面。无论是肝气郁结、肝胆湿热、邪犯少阳、肝血亏虚、肝阴不足、肝气虚寒、肝阳上亢等皆可引起鼻鼽发作。临证当在辨证论治的基础上斟酌用药,不可一概而论。

医案精选
◎案

韩某,女,32岁。喷嚏、流清涕、鼻塞反复发作2年。初时晨起及午休起床时发作,现发作频率及持续时间皆明显延长,双肩部怕风怕冷,夜间睡觉时露肩背即发作。患者平素脾气急躁,面色微红,有痤疮,手足不凉,舌质红,苔白,脉弦细。查鼻黏膜色红,双下鼻甲红肿。肩部为胆经循行部位,感受风寒,循少阳经上犯鼻窍。中医诊断为鼻鼽。辨证为肝胆郁热、疏泄失职、风寒外袭。治以小柴胡汤加减。

处方:柴胡9g,黄芩9g,半夏9g,桑白皮6g,地骨皮6g,薤白6g,瓜蒌根9g,赤芍9g,乌梅6g,生姜3片,大枣3枚。6剂,日1剂,水煎服。

服上药6剂后,诸症消失,随访未再复发。

按 现代研究证实柴胡、黄芩、人参、甘草、生姜、大枣等中药具有解热、抗菌、抗炎、抗过敏、增强机体免疫功能的作用,并有改善微循环、增强血流量,减轻炎症反应及毛细血管通透性作用。

8.咽炎

咽炎多认为因病毒感染,或细菌感染等所致,属上呼吸道感染性疾病,临床多以病毒感染为主,其在中医学中属"喉痹"范畴。多因风热邪毒侵袭咽喉,内伤于肺,相搏不去,致咽喉肿塞而痹痛;或邪热壅盛,由肺卫传里,热邪循经灼伤咽喉,使咽喉肿痛而成喉痹。临床上以咽喉疼痛,咽部红肿,咽底或有颗粒突起,喉核肿胀不明显,全身有风热症状为主要表现的咽部急性炎症。中医认为头面部乃少阳经循行会聚之所,为肝胆诸症之外候。病机为邪滞少阳,肝胆气滞,郁而化火,胆火上灼咽部。治以和解少阳,疏肝利胆,降火清咽。

医案精选

◎案

秦某,女,20 岁。1995 年 7 月 17 日初诊。半年来咽痛常作,未治疗。症见:无寒热、咽灼痛干涩,声音略嘶哑,口干而苦,饮水稍舒,胸胁苦闷,喜太息,有时觉咽部痰滞,却略吐不出。进食自如。月经正常二便调。舌质微红,苔薄白,脉细弦,因恋爱受挫,近半年来一直心绪不佳。查体:咽充血(+);咽后壁滤泡增生;扁桃体不肿大;五官科检查声带无异常;查血常规亦未见异常。头面部乃少阳经循行会聚之所,为肝胆诸症之外候。中医诊断为喉痹。辨证为邪滞少阳、肝胆气滞、郁而化火、胆火上灼咽部。治以和解少阳、疏肝利胆、降火清咽。方用小柴胡汤加减。

处方:柴胡12g,黄芩10g,法半夏10g,射干12g,玄参12g,生地黄12g,山豆根12g,炒栀子10g,桔梗8g,生姜6g,生甘草5g,大枣2 枚。嘱煎汤代茶,含漱咽部后下咽。先予 10 剂,嘱饮食戒辛辣,起居适寒温,情绪忌忧郁。

二诊:自觉咽部清凉,发音圆润,胸闷口苦诸症明显减轻。效不更方,为奏余功,上方继服 15 剂,诸症均除,随访半年未作。

按 手、足少阳经循行咽部,少阳胆火上炎,咽喉首当其冲,故喉痹之治亦可以和解少阳枢机,清除肝胆郁火入手,小柴胡汤加减而收功。

◎案

刘某,男,28 岁。1994 年 4 月 6 日初诊。咽喉肿痛 5 天,3 天前出现往来寒热,寒时加衣覆被不减,热时去被脱衣而烦,至夜热退,翌日发作,头痛头昏,服用抗生素、解热镇痛药等不效。症见:咽部红,咽后壁有一米粒大小溃疡,小便短涩,舌红,苔黄薄腻,脉浮数,T 38.8℃,血液检查未见疟原虫。中医诊断为喉痹。辨证为邪郁少阳、郁而化热。治以和解少阳、解毒透邪。方用小柴胡汤加减。

处方:柴胡 10g,黄芩 10g,法半夏 6g,青蒿 10g,牛蒡子 10g,连翘 10g,板蓝根 10g,甘草 6g。3 剂,日 1 剂,水煎服。

二诊:服上药 1 剂后,当夜身得大汗,热退身凉;翌日往来寒热未作,体温降至 37.6℃。3 剂药后,诸症皆失,唯咽痛未已,溃疡仍存。

处方:上方去半夏、青蒿,加玄参 15g、生地黄 12g、天花粉 15g、黄连 6g。

4 剂后咽喉溃疡愈合,诸恙悉除。

<u>按</u> 该案具往来寒热之典型症状,尚存咽部溃疡体征,咽部为厥阴经脉循行路线,与少阳经互为表里,治从经络入手透邪,加用黄连、玄参、天花粉、生地黄清热养阴利咽,其恙悉除。

◎案

刘某,男,40 岁。2007 年 4 月 20 日初诊。主诉:咽痛 1 周。1 周前因受凉引起咽痛,伴见恶寒、发热、口苦、咽干,不欲食,自服消炎药物治疗无效。局部检查:咽腔黏膜充血明显,咽后壁淋巴滤泡增生、充血,舌质红,苔薄黄,脉弦略数。中医诊断为喉痹。辨证为邪热郁于少阳。治以疏风清热、和解少阳、养阴利咽。方用小柴胡汤加减。

处方:柴胡 10g,黄芩 10g,半夏 10g,车前草 30g,桔梗 9g,射干 9g,牡丹皮 10g,生石膏 30g,甘草 6g。

服上药 4 剂,病告痊愈。

<u>按</u> 本案为中医之"急喉痹"。在发病初起为风寒表证,郁而化热,邪入于半表半里,即为小柴胡证,治用小柴胡汤加减而获效。

9.梅核气

梅核气类似西医学中的咽部神经官能症、癔症或咽异感症,如有梅核塞于咽喉,咯之不出,咽之不下故名。其病与七情郁结,气机不利有关。以妇女为多见。其临床特点如何梦瑶所述:"咽喉中有物不能吞吐,如毛刺,如絮,如梅核。"西医学称此病为咽喉神经官能症。此病病程长,多见于女性。

本病是由郁怒、思虑、悲哀、忧恚等情志因素,致肝气郁结。肝经经脉上行于咽喉,情志抑郁则伤肝,以致肝郁气滞,经络之气不舒,随经上逆,结于咽喉,故有如梅核之气而无其形,肝病及脾,以致肝郁脾滞,津液不得输布,积聚成痰,痰气循经互结于咽喉,故咽喉中如物梗阻,咯之不出,吞之不下。肝喜条达而恶抑郁,故其症状,每随情志之波动而变化,时轻时重。其基本病机为痰气交阻,凝结于咽喉部所致。治以疏肝解郁,理气化痰。方以小柴胡汤治疗。

医案精选

◎案

周某,女,48 岁。2003 年 10 月 20 日初诊。咽中似有梅核梗阻,吞之不入,吐之不出,已半年余,中西药间断治疗至今未愈,疑惑颇多。患者多郁少欢,胸脘不畅,咽后壁干红,脉弦细夹滑,苔薄,舌红少津。经五官科会诊、胸透等检查,无器质性病变。中医诊断为梅核气。辨证为痰气郁结。治以疏肝解郁、清热化痰。方用小柴胡汤加减。

处方:小柴胡汤去生姜,加厚朴、百合为方,14 剂而愈。

按 因痰气郁结、气机不畅所致梅核气者,治以调气、化痰。由于本病多与情志有关,故调气又宜调肝。小柴胡汤虽为伤寒表里和解之剂,但方药有疏肝理气解郁、清热化痰、宣通气机之效,与本病方证相切。又选加厚朴,以增调气、化痰、畅气机之用。因本病多迁延,常有郁热损阴之变,故选加百合养阴调气。由于药证合拍,故疗效满意。

◎案

刘某,女,40 岁。2000 年 5 月 16 日初诊。患者于 3 个月前因情志不遂而发病,初起咽部不适,继之如有物阻,咯吐不出,咽之不下,时有疼痛,每因情志刺激而加重,经用消炎、润喉等药物治疗乏效。耳鼻喉科检查诊为:咽喉异感症。舌质红,苔薄黄,寸口脉弦数。中医诊断为梅核气。辨证为肝气不疏、郁而化火、痰气交阻、蕴结于咽喉。治以疏理气机、解郁化痰。方用小柴胡汤加减。

处方:柴胡 10g,黄芩 15g,半夏 10g,厚朴 10g,茯苓 15g,紫苏子 10g,玄参

15g,金银花 20g,连翘 20g,麦冬 15g,桔梗 10g,陈皮 10g,甘草 6g。5 剂,日 1 剂,水煎早、晚分服。

二诊:服上药 5 剂后,诸症减轻。守上方继服 3 剂,症状悉除而痊愈。

按 咽喉异感症属中医学"梅核气"范畴,多由情志不遂,郁而化火,痰气交阻,蕴结于咽喉所致。故取小柴胡汤疏肝解郁以治其本,方中将人参改玄参,配麦冬以滋阴降火;加厚朴、茯苓、紫苏子、陈皮理气化痰;金银花、连翘、桔梗清咽部蕴结之火。药后收效较佳。

◎案

杨某,女,58 岁。2002 年 4 月 27 日初诊。患者 3 个月前因与家人闹矛盾而出现咽堵、胸闷、两胁作胀,并累及胃脘部胀满,不欲饮食,伴嗳气、打嗝、口苦。自用舒肝丸无效。体格检查:咽部正常,间接喉镜下正常,吞水音图检查均为正常,舌苔白腻,脉弦数。中医诊断为梅核气。辨证为肝气郁阻少阳,气液转输不利。治以疏解少阳、调气开郁。方用小柴胡汤加减。

处方:柴胡、黄芩、半夏、党参、旋覆花、代赭石、郁金、香附各 10g,茯苓 12g,甘草 6g,生姜 3 片。4 剂,日 1 剂,水煎服。

二诊:服上药 4 剂,咽堵好转,胃部症状减轻,唯有口干感。上方加麦冬 15g,继服 4 剂,咽部症状全部消失。

按 此症属中医学"梅核气"范畴,认为此病于肝,可出现肝气上逆、肝胃不和,气郁痰结,阴虚火旺等症,故可从"气""痰"着手治疗。而此案据临床症状从少阳入手,并取速效,值得同道共商。

第七节 眼科疾病

1.视神经炎

视神经炎是指视神经任何部位发炎的总称,临床上根据发病的部位不同,视神经炎分为球内和球后两种,前者指视盘炎,后者系球后视神经炎。临床表现为急剧的视力减退。眼底检查可见视神经乳头充血肿胀,边缘不清,视网膜血管迂曲扩张,也可有视网膜出血、水肿、渗出物,晚期视神经萎缩。常见病因为局部病灶感染(眼内炎症、眶部炎症、邻近组织炎症、病灶感染)、全身传染性疾病(病毒感染,如流行性感冒、带状疱疹、麻疹和腮腺炎等,亦可见于细菌感染,如肺炎、脑炎、脑膜炎和结核等)、代谢障碍和中毒、脱髓鞘病等。

医案精选

◎案

范某,女,45 岁。1989 年 11 月 2 日初诊。患者于 1 年前视物模糊不清,因未介意,故未进行治疗,病情日渐加重,且伴有眼球后疼痛、头痛,曾在当地医院眼科检查确诊为球后视神经炎。经用西药治疗收效甚微,而求治于中医。体格检查:双目无神,视力左眼 4.8、右眼 4.6。眼底查见视盘水肿。舌质红,苔薄黄,脉弦滑。中医诊断为眼昏。辨证为肝郁化火、伤阴灼目。治以清泄肝火、养阴明目。方用小柴胡汤加减。

处方:柴胡 10g,黄芩 10g,玄参 15g,菊花 20g,生地黄 15g,牡丹皮 15g,赤芍、白芍各 15g,谷精草 15g,桑叶 10g,白蒺藜 15g,炙甘草 6g。6 剂,日 1 剂,水煎服。

二诊:服上药 6 剂后,眼球后疼痛、头痛明显减轻,视物较前清晰。效不更方,再进 10 剂。

三诊:视力左眼 5.1、右眼 4.9,眼科检查示视盘水肿消失,眼底无异常病理改变。又服 6 剂痊愈,随访半年未复发。

按 球后视神经炎主要表现为视力下降,头痛,眼球后疼痛。多继发于全身急、慢性传染病及眼周围的炎性感染。肝开窍于目,肝郁化火,耗伤阴血,目失所养而发本病。故以柴胡、黄芩为君药,即取小柴胡汤之意,疏肝解郁而清热;加菊花、谷精草、桑叶清肝明目,疏上焦之热;生地黄、牡丹皮、赤芍、白芍、白蒺藜清热养阴,滋肝明目。全方以解郁清热治其本,养阴明目治其标,故而获效。

2. 目劄

指胞睑频频眨动,不能自主,为之目劄,见于《审视瑶函》,多见于小儿。中医病机为饮食不节,脾胃损伤,脾虚肝旺所致,或肺阴虚,虚火上炎而发。

医案精选

◎案

王某,女,10 岁。2008 年 6 月 25 日初诊。家长代诉:患儿双眼频频眨动 1 月余,目无干涩痒痛诸症。面色少华,时感头晕,纳谷少,大便溏,舌淡脉细。双眼检查未见异常。中医诊断为目劄。辨证为脾虚气弱、风邪入络。治以健脾益气、祛风和络。方用小柴胡汤加减。

处方:柴胡 6g,人参 10g,白术 10g,茯苓 10g,防风 6g,白蒺藜 10g,鸡血藤 15g,大枣 3 枚,甘草 3g。5 剂,日 1 剂,水煎服。

二诊:服上药 5 剂后,双眼眨动次数明显减少,纳食渐增。上方加僵蚕 10g,续服 7 剂而愈。

按 小柴胡汤证其病机为邪入少阳,枢机不利;胆火内郁,脾胃不和。《伤寒论》第 101 条曰"伤寒中风,有柴胡证,但见一证便是,不必悉具"。所谓但见一证便是,是指只要见到一部分主症,且其在疾病中起主导作用,就可使用本方,而不必诸症皆备,方考虑应用。目眩一证,既指头目眩晕,又包括视物模糊昏花,眼前见黑影飞舞,以及目赤痒痛等一切目中不适之候。故无论何种眼疾,只要其主症符合小柴胡汤证的指征,即除有目眩之外,全身兼有恶寒发热、胸胁苦满、心烦口苦之一者,或病发有定时,或反复发作,即可以小柴胡汤加减治疗。

3. 眼痹

眼痹是指眼部出现酸麻胀痛不适感,但局部眼科检查无明显异常者。

医案精选

◎案

张某,女,36 岁。2008 年 11 月 8 日初诊。双眼酸胀,疼痛反复发作 2 个月,加重 1 周。头晕,纳差,苔腻,脉弦滑。眼部检查:双眼视力 5.0,不充血,角膜透明,前房深浅如常,瞳孔圆,眼底未见异常。眼压:右眼 20.60mmHg

（1mmHg≈0.133kPa），左眼21.95mmHg。中医诊断为眼痹。辨证为痰湿阻络。治以祛痰除湿行痹。方用小柴胡汤加减。

处方：柴胡10g，半夏10g，陈皮6g，生薏苡仁10g，僵蚕12g，厚朴10g，茯苓12g，炙甘草6g。7剂，日1剂，水煎服。

二诊：服上药7剂后，双眼胀痛渐轻，胸闷头晕已除，唯苔仍厚腻。原方加浙贝母10g，续服10剂，诸症皆消。

4.视瞻昏渺

外眼无异常，而视力减退，以致视物模糊不清，故《证治准绳·七窍门》称之为视瞻昏渺。症状类似于西医学之脉络膜、视网膜炎，以及慢性球后视神经炎。

医案精选

◎案

黄某，男42岁。2006年5月11日初诊。主诉：右眼视物模糊、变形，眼前见暗影半月。既往无眼病及其他病史。伴见胸胁胀满，心烦易怒，苔薄白，脉弦。眼部检查：视力右眼4.5，左眼5.0。双外眼无异常，右眼底黄斑区水肿、渗出，中心反光消失，余未见异常。西医诊断为右眼视瞻昏渺。中医诊断为辨证为肝郁气滞。治以疏肝解郁、活血行水。方用小柴胡汤加减。

处方：柴胡10g，黄芩10g，栀子6g，石决明12g，制香附10g，泽泻10g，车前子10g，益母草15g，丹参10g，赤芍10g，甘草3g。日1剂。

4天后复诊，诉右眼视物渐清，变形较前改善，暗影依存。查视力右眼4.8，眼底黄斑区水肿减轻，渗出同前。上药加半夏10g、红花10g，再服7剂。药后眼前暗影消失。查视力右眼5.0，眼底黄斑区水肿、渗出消失，中心反光隐约。嘱再服1旬以固其效。

按 小柴胡汤证其病机为邪入少阳，枢机不利，胆火内郁，脾胃不和。所谓但见一证便是，是指只要见到一部分主症，且其在疾病中起主导作用，就可使用本方，而不必诸症皆备，方考虑应用。胸胁苦满是指胸胁部的胀痛、胀满、触痛，女性乳房胀痛或结块等，触诊胸腹部有抵抗感或有压痛。故无论何种眼疾，只要其主症符合小柴胡汤证的指征，即除有目眩之外，全身兼有恶寒发热、胸胁苦满、心烦口苦之一者,或病发有定时,或反复发作,即可以小柴胡汤加减治疗。

第八节　其他疾病

1. 流行性腮腺炎

流行性腮腺炎,中医言为"痄腮",又名"温毒发邪颐",属于"温病"范畴。系感受风温病毒,从口鼻而入,蕴阻少阳,结于胆经,胆附于肝,互为表里,足少阳胆经绕耳而行,足厥阴肝经绕阴器,抵小腹,布胁肋,挟胃循喉咙。故见耳下部肿大、怕冷、发热、头痛、咽痛、食欲不振、呕吐等症状,以及部分痛者并发甲状腺炎、脑膜脑炎、乳腺炎、睾丸炎、卵巢炎等。其发病部位在耳前下方,中医认为,少阳胆经下耳后,入耳中,出耳前,故腮颊部为少阳经所属也。张仲景云:"阳明中风……耳前后肿,刺之小差,外不解,病过十日,脉续浮者,与小柴胡汤。"师仲景之意,用小柴胡汤疏透少阳郁热,配板蓝根、连翘、夏枯草等清热解毒药治之而愈。

医案精选

◎案

薛某,男,16岁。2011年3月12日初诊。于4天前感右侧耳下微感肿痛,第5天恶寒发热而就诊,T 38.2℃,两侧腮部肿胀压痛。给金黄散外敷,给板蓝根注射液肌内注射,未见好转。症见:发热加重,两侧腮部肿胀疼痛,不欲饮食,右侧睾丸肿痛拒按,小便黄,大便干燥。血常规:WBC 5.4×10^9/L;N% 27%;L% 26%。脉弦细而数,舌尖红,苔薄黄。中医诊断为痄腮。辨证为邪留少阳。治以疏泄肝胆、清利湿热。方用小柴胡汤加减。

处方:柴胡8g,黄芩12g,法半夏6g,夏枯草、蒲公英各15g,玄参、荔枝核、生甘草各10g,大黄5g。日1剂,水煎服。服药5剂,诸症消失。

按 应用小柴胡汤加减,方中柴胡苦微寒,体质轻清,气味俱薄,具有升发之性,能疏泄肝胆,调理三焦,和解少阳,透达脏腑与体表之邪;黄芩入肝胆,配柴胡清少阳胆经热,泄上焦热毒;法半夏辛散而降,消肿散结,配柴胡导热下行,利湿和中;夏枯草入肝胆二经,疏利肝胆火邪,散肝经结;生甘草通十二经,清热解毒。

◎案

李某,女,9 岁。2004 年 4 月 5 日初诊。患儿左腮肿痛 2 天,症见:T 38.2℃,左耳下部肿大,有压痛,舌苔黄,脉弦数。西医诊断为流行性腮腺炎。中医诊断为痄腮。辨证为邪犯少阳、肝胆郁热。治以和解少阳、清热解毒。方用小柴胡汤加减。

处方:小柴胡汤加板蓝根、夏枯草。日 1 剂,分 2 次服用,连服 3 剂后病愈。

按 本病中医称为"痄腮",系由时邪疫毒内犯少阳,肝胆郁热而致,故用小柴胡汤和解退热,板蓝根清热解毒,夏枯草清泻肝火、散郁结,药证相合而收效。

◎案

黄某,男,7 岁。2011 年 4 月 7 日初诊。高热、腮部肿痛已 1 周,诉 1 周前起伤风咳嗽,翌日始发热渐至 39℃以上,耳后腮部肿痛,吞咽咀嚼不便,口苦咽干,食少纳呆。症见:两侧腮部焮红肿胀,边界弥漫不清,T 39.2℃,舌红、苔薄黄,脉弦滑而数。中医诊断为痄腮。辨证为少阳肝胆郁热。治以清透少阳郁热、解毒消肿。方用小柴胡汤加减。

处方:柴胡 9g,黄芩 9g,法半夏 5g,党参 5g,板蓝根 9g,夏枯草 6g,连翘 9g,甘草 3g,生姜 2 片。3 剂,日 1 剂,水煎服。

二诊:服药 3 剂后,体温降至正常,腮颊肿痛减轻,仍口苦、尿黄、舌红苔黄脉浮数。

处方:上药减半夏、党参,加天花粉、芦根各 10g。继服 3 剂而愈。

按 痄腮本属中医学"温病"范畴,但察其病位在耳前下方,少阳胆经"下耳后、入耳中、出耳前",故辨其腮颊肿痛为邪滞少阳经络,以小柴胡汤加板蓝根、夏枯草、连翘等清热解毒药,疏透少阳郁热而病除。

◎案

王某,女,12岁。2003年9月12日初诊。诉右耳下漫肿胀痛1周余。患者1周前右侧腮部肿胀疼痛,伴恶寒发热,头痛,在某医院诊断为流行性腮腺炎,给予口服药物并配合膏药外敷,经治疗后症状未见明显减轻,腮部仍胀痛,并妨碍饮食,遂前来就诊。症见:右耳下漫肿胀痛,边界不清,皮色如常,大小约4cm×4cm,坚韧而有压痛,扪之不热,伴恶寒,烦躁,张口困难,妨碍进食,小便短,大便秘结,舌边尖红,苔薄黄,脉弦而数急。中医诊断为痄腮。辨证为外感温热毒邪,蕴结少阳,邪毒循经外发。治以清热解毒、疏风散肿。方用小柴胡汤加减。

处方:柴胡10g,黄芩12g,姜半夏9g,生石膏20g,牛蒡子10g,薄荷10g,僵蚕10g,生大黄6g,蒲公英30g,甘草6g。4剂,日1剂,水煎服。

二诊:服上药后肿块减小,疼痛减轻,烦躁已除,能进少量流质饮食,守上药去薄荷、大黄再进4剂。

三诊:服上药后肿痛基本消退,唯觉口干欲饮,予沙参麦门冬汤3剂。

按 痄腮属中医学"温病"的范畴,其主症为腮颊肿胀疼痛,而腮颊又为阳明、少阳经脉循行之部位,《素问·厥论》"少阳之厥,则暴聋颊肿而热",《伤寒论》"阳明中风……耳前后肿,刺之小差,外不解,病过十日,脉续浮者,与小柴胡汤"。故取小柴胡汤以清透少阳郁热,以石膏清阳明之热;佐以牛蒡子、薄荷以轻清疏风透邪;以蒲公英、僵蚕清热消肿散结;诸药相合则少阳、阳明两经郁热得以透解,表里调和,故郁结得散。后因患儿口干欲饮,为邪热耗津,热去正伤之象,故予沙参麦门冬汤养阴生津。

2.肋软骨炎

肋软骨炎是门诊或心胸外科术后常见疾病,分为化脓性肋软骨炎和非特异性肋软骨炎。治疗方法繁多但效果不佳,病程迁延且易复发。

非特异性肋软骨炎综合征在1921年由Tietze首先报道本病,并定义为肋软骨与胸骨交界处不明原因发生的非化脓性肋软骨炎性病变,表现为局限性疼痛伴肿胀的自限性疾病。病因不明,有以下假说:①多数学者认为可能与肋软骨膜微小创伤和胸肋关节韧带局部应力异常造成劳损有关;②可能与上呼吸道病毒感染有关;③可能与免疫或内分泌异常引起肋软骨营养障碍有关。症状表现为各肋软骨,尤其胸骨旁 2～4 肋软骨,亦可见于肋弓。轻者仅感轻度胸闷,胸前疼痛多为钝痛、隐痛,偶伴刺痛,痛点固定不移,咳嗽、深呼吸、扩展胸壁等引起胸廓过度活动时疼痛加重。可单发也可多发,多发时受累的肋软骨处可呈"串珠状"畸形。病理检查发现,肋软骨本身的结构多无明显改变,仅见骨膜纤维化或软组织增生。

本病属中医学"痹证"范畴,多由肝气郁结所致。《灵枢·经脉》说:"肝足厥阴之脉……挟胃,属肝络胆,上贯膈,布胁肋。"《素问·缪刺论》说:"邪客于足少阳之络,令人胁痛不得息。"由此可知,胁肋疼痛多由肝胆经气不利所致。"少阳为枢",流通畅达,不郁不结。邪客少阳,使少阳枢机运转不利,治疗当以和解为法,选用小柴胡汤为主方。

医案精选

◎案

杨某,女,32 岁。1991 年 4 月 3 日初诊。患者与人争执后出现右前胸部疼痛、作胀,胸闷不适,咳嗽及活动时疼痛加剧,翌日发现右前胸包块,疼痛拒按,触之坚硬,压痛明显,表面光滑,伴太息、食少、易怒、口苦,舌苔薄黄,脉弦。心电图检查示:窦性心律。X 线胸片示:两肺未见病变。西医诊断为肋软骨炎。中医诊断为痹证。辨证为肝气郁结。治以疏肝理气。方用小柴胡汤加减。

处方:柴胡、藁本各 15g,半夏、陈皮、茯苓、郁金各 9g,天花粉 20g,甘草 6g。3 剂,日 1 剂,水煎服。

二诊:服上药 3 剂后,局部疼痛好转,上方加川芎 10g,当归 10g,继服 4 剂。后随访,诸症消失。

按 柴胡气质轻清,苦味最薄,能疏少阳之郁滞;黄芩苦寒,气味较重,能清胸胁蕴热;柴芩合用,可解半表半里之邪;与半夏、人参、甘草、生姜、大枣合用,有疏利三焦、条达上下、宣通内外、和畅气机的作用。临床运用,贵在辨证,随证加减而投之,往往有桴鼓之功。

◎案

姚某,女,33 岁。2003 年 6 月 17 日初诊。离婚半年,患者左前胸部疼痛,3 日后局部渐肿大隆起,触之坚硬,压痛明显,胸闷不适,口干口苦,舌红,苔薄黄,脉弦数。X 线及心电图检查未见异常,诊断为肋软骨炎。中医诊断为痹证。辨证为肝郁气滞、不通而痛。治以疏肝解郁、活血化瘀。方用小柴胡汤加减。

处方:小柴胡汤去人参,加青皮、陈皮以行气解郁;当归、川芎活血以散瘀消肿;金银花、板蓝根以清解热毒。5 剂,日 1 剂,水煎服。

二诊:服上药 5 剂后,疼痛明显好转,守原方继进 10 余剂,痛止肿消而愈。

[按] 肝经走行胸胁,患者情志不遂,肝经枢机不利,气滞而血瘀,故作疼痛。

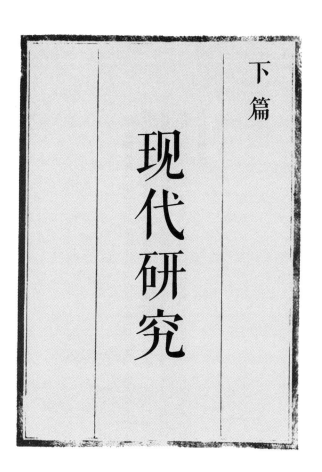

下篇

现代研究

本篇从两个部分对小柴胡汤的应用研究进行论述：第一章不仅从现代实验室的角度对小柴胡汤全方的作用机制进行探索，还从组成小柴胡汤的主要药物药理作用进行研究分析，为读者提供了充分的现代研究作用基础。第二章为小柴胡汤衍方分析，为读者梳理了仲景加减方以及后世加减方。

第一章　现代实验室研究概述

第一节　小柴胡汤全方研究

一、抗急性肝损伤作用

　　小柴胡汤能改善肝功能损害,这是它对由内外因素引起的组织、机体损害的保护作用的一个重要环节。观察小柴胡汤对急性肝细胞坏死的作用:小柴胡汤加味水煎浓缩剂 20g/kg 可以降低四氯化碳引起的小鼠血清谷丙转氨酶(ALT)的升高,具有保护化学性肝损伤作用。探讨小柴胡汤提取物治疗大鼠实验性肝损伤的疗效,对四氯化碳复合物等多种方法制造大鼠肝损伤,用大、小剂量的柴胡汤提取物、联苯双酯、小柴胡汤片剂 3 种药物治疗,并观察其结果。结果:小柴胡汤提取物能明显降低上述 3 种因素导致的肝损伤大鼠的血清 ALT、AST 水平。此外还看到注射四氯化碳的大鼠细胞色素 P – 50 活性大幅度降低,而小柴胡汤对此有很好的保护作用。四氯化碳是通过其代谢产物在肝内的过氧化反应从而引起损伤。

二、抗炎作用

　　小柴胡汤的抗炎作用,已被许多实验所证实。近年研究认为,其抗炎作用是通过抑制花生四烯酸的连锁反应。机制是小柴胡汤作用于巨噬细胞,在直接抑制花生四烯酸游离的同时还诱导脂皮质素或脂皮质素类物质,从而抑制磷脂酶 A 的活性,抑制前列腺素,白细胞三烯的产生而发挥抗炎作用。

三、解热作用

小柴胡汤具有良好的解热作用,其方中的柴胡、黄芩、生姜被认为是解热降温的主要药物。大多数的研究认为柴胡中的柴胡皂苷和黄芩中的黄芩素,具有明显的解热作用。生姜水煎剂灌胃 20.0、40.0、80.0g/kg,1 次给药后 2 小时对酵母致热大鼠($P < 0.05, P < 0.01$)有明显的退热作用,80.0g/kg 剂量组的退热作用可持续至药后 4 小时,3 个剂量组呈现出一定的量效关系。

四、对胃肠、胰腺的作用

1.治疗胃病变的作用

间宫敬子以 SD 雄性大鼠为对象进行实验研究,结果小柴胡汤、柴朴汤对应激性胃溃疡的发生有预防作用。日本学者也发现柴朴汤对胃糜烂有预防作用,其抗糜烂作用包括抑制胃酸分泌等攻击因子的作用和增强胃黏液细胞等防御因子的作用两大方面。英国学者研究显示了小柴胡汤对大鼠胃排空功能有抑制作用;胃排空迟缓影响胃肠吸收导致治疗糖尿病的甲苯磺丁脲口服后血浓度降低。

2.对胰腺炎的治疗作用

胰腺炎相关蛋白(PAP)在正常胰腺中几乎缺失,但在急性胰腺炎中过表达。分析 PAP 的表达和小柴胡汤对自发性慢性胰腺炎(CP)模型的影响。4 周龄雄性 WBN/Kob 大鼠用特殊的颗粒状饲料和小柴胡汤(80ml/1 000g)喂养 16 周。大鼠每隔 4 周处死,做胰腺组织病理学检查,应用 RT - PCR 技术检测 PAP mRNA,原位杂交(in situ hybridization,ISH)和免疫组化(immuno-histochemistcy,IHC)检测细胞的 PAP mRNA 和蛋白质表达。PAP mRNA 从第 8 周开始表达,此时胰腺组织病理形态还是正常的。到 12 周达到高峰,胰腺炎首次出现。然后 PAP mRNA 的表达就逐渐降低了。在 8 周和 12 周小柴胡汤完全抑制 PAP mRNA 的表达。16 周和 20 周 PAP mRNA 轻微的表达。

ISH 和 IHC 证实 PAP mRNA 和蛋白质在腺泡细胞质中表达。结果表明 PAP mRNA 出现在 CP 之前,它的峰值出现时间与 CP 一致。小柴胡汤抑制 PAP 表达,延迟了 WBN/Kob 大鼠的 CP 的发展。

五、对中枢神经系统的作用

小柴胡汤对免疫和内分泌功能的影响,皆与它的中枢作用密切相关。小柴胡汤通过中枢,对肾上腺的体液性调节起促进作用,而对神经性调节起抑制作用。小柴胡汤对老龄大鼠的体重增加及肾脏、肾上腺重量减轻有明显的抑制作用,并对老龄大鼠的学习获得时间延长有改善作用。小柴胡汤可减少脑内去甲肾上腺素和香草杏仁酸含量,而使多巴胺增加。其对脑内单胺类递质的影响,虽在 6 周龄大鼠也能重复,但对老龄鼠的作用更明显。小柴胡汤的抗应激、抗衰老、抗痴呆作用,不仅对治疗医学,对预防医学也有重要影响。

六、改善动脉硬化作用

静脉注射胶原试验表明,1g/kg 日本汉方药小柴胡汤(Sho – Saiko – to,SST)与 300mg/kg 阿司匹林的抗血小板凝集作用相当,对抑制纤溶的 a2 – 纤溶酶抑制物和抑制血凝的抗凝血酶,均有明显激活作用。高胆固醇饲料造型观察,降脂作用与安妥明相当,对维生素 C 缺乏所致的高脂血症模型作用特别明显,说明 SST 具有抗氧化作用。放射免疫法测定 6 – 酮 – PGFIct 和 TXB2 表明 SST 能改善血液性状。家兔前肢臂部动脉血管壁弹性特性检测和胸主动脉内皮细胞的乙酰胆碱受体的感受性变化观察表明 SST 对受损平滑肌细胞有改善作用。病理组织学观察表明,SST 能减少胸主动脉内腔表面粥样硬化病变面积,减轻内膜肥厚的程度及中膜的胶原纤维断裂和钙质沉着。

七、抗肿瘤作用

给大鼠投以化学致癌剂后发现,小柴胡汤治疗组大鼠肝细胞未发现癌变,癌前病变增生性结节的形成也受到抑制。研究表明,黄芩的主要成分黄芩苷与黄芩苷元、柴胡的主要成分柴胡皂苷一律具有抗肿瘤作用。又有发现小柴胡汤抗肿瘤作用比其各种有效成分单独应用作用更强。小铺昌等证实了小柴胡汤对肝硬化患者 IL‐12(白细胞介素‐12)的降低具有抑制作用,通过免疫调节作用来抑制肝癌的发生。名古屋大学中岛泉氏俐应用基因探入法制作自发性黑素瘤动物模型,探讨小柴胡汤作用机制,结果表明小柴胡汤对肿瘤的增长有明显的抑制作用,还具有抑制黑素瘤转移和延长生存时间的作用,其机制是:①使细胞周期停滞于 G0/G1 期,抑制细胞的增殖;②促进黑素瘤细胞的凋亡;③对促进黑素瘤浸润、转移的 MMP(金属蛋白酶)有抑制作用,对抑制 MMP 活性的 TIMP(金属蛋白酶的抑制因子)有促进作用。

八、抗毒性作用

有机酸脂类是工农业和国防中被广泛使用的难逆性抗胆碱酯酶药,因其脂溶性高和极易挥发,故中毒较常见。研究敌敌畏对雄性青紫蓝兔的生殖毒性及小柴胡汤对其毒性的拮抗作用。连续 10 周给雄性青紫蓝兔饲喂 0.4mg/kg 敌敌畏并对部分动物灌服 1.65g/kg 小柴胡汤,观察睾丸、附睾组织形态学变化,检测精子活力、精子体外活动时间、初级精母细胞数/高倍视野。长期饲喂敌敌畏的青紫蓝兔睾丸、附睾组织形态学发生异常,精子活力明显下降,精子体外活动时间明显缩短,初级精母细胞数/高倍视野减少,合用小柴胡汤组青紫蓝兔上述指标明显好于敌敌畏组。敌敌畏慢性中毒对青紫蓝兔生殖系统具有一定损害,小柴胡汤对此损害有拮抗作用。

九、不良反应

1991 年第 49 次日本东洋医学会对小柴胡汤引起间质性肺炎问题进行了探讨。在研究方面,左藤笃彦认为小柴胡汤进一步促进了 IL‐8 产生,分解细胞外基质,使肺纤维化发展而导致间质性肺炎;在已病情况下仍长期服用小柴胡汤,会导致肺纤维化的细胞因子重新表达调控,使炎症急性恶化,肺组织迅速纤维化而致死亡。因此,早期发现并停用小柴胡汤,同时给予类固醇就能使间质性肺炎得到控制和治愈。在药理学研究方面,介绍了小柴胡汤引起间质性肺炎的三种不同观点:①小柴胡汤毒性副作用和误治的结果;②一种变态反应;③小柴胡汤与间质性肺炎无因果关系。田代具一认为尽管还没有证据能证明小柴胡汤的副作用或毒性导致间质性肺炎,但高龄者和肝功能障碍者发病较多,提示可能由于患者的药物代谢或解毒功能降低,使药物在体内蓄积而致发病;另外也应考虑到误治、半夏的炮制及黄芩成分代谢问题。在流行病学方面,统计表明服小柴胡汤者引起间质性肺炎发病率为十万分之一,死亡率为百万分之一;证实小柴胡汤的安全性高是西药达不到的,而且还不能完全确定小柴胡汤与特发性肺炎发生的关系。与此相反,在此次会议上,本间行彦则报道应用小柴胡汤治疗 3 例间质性肺炎获效,表明小柴胡汤对间质性肺炎有治疗作用。

第二节　主要组成药物的药理研究

一、柴胡

1.解热镇痛

中医用柴胡治寒热往来疗效确切。这种热型相当于现代医学临床中的弛张热和间歇热型,弛张热多见于风湿热和化脓性感染,间歇热多见于疟疾。只要有寒热往来一症就可加用柴胡。解热的主要成分是柴胡皂苷和挥发油。柴胡皂苷服用剂量要大,才有解热降温作用,小剂量对发热体温影响不大,而挥发油毒性低,解热效果明显,所以国内多用其总挥发油。总挥发油中的丁香酚、己酸和对-甲氧基苯二酮是解热的有效成分,现已制成的柴胡注射液广泛应用于临床。近代研究证明,柴胡煎剂、注射剂、醇浸膏、挥发油以及粗皂苷等制剂对伤寒及副伤寒疫苗、大肠杆菌液、发酵牛奶和酵母液等所引起的动物实验性发热,均有明显的解热作用。而且能使正常动物的体温降低。柴胡煎剂(5g 生药/kg)或醇浸膏(2.5g 生药/kg)对人工发热的家兔有解热降温作用。给小鼠按 200~800mg/kg 灌服柴胡皂苷粗制品亦有解热降温作用。柴胡的镇痛作用:临床常用于胁痛及肢体疼痛。柴胡对小鼠压尾刺激法、热板法和乙酸扭体法所引起的疼痛有明显的抑制作用。电击鼠尾法证明,柴胡皂苷能提高实验大鼠痛阈值。

2. 镇静降压

柴胡煎剂、总皂苷及柴胡皂苷元等有明显中枢镇静作用。能使实验动物的自发活动减少,条件反射抑制,并能延长环己巴比妥的睡眠时间,拮抗咖啡因和去氧麻黄碱的中枢兴奋作用。临床也证实,正常人口服柴胡粗制剂可出现嗜睡、颈部活动迟钝、动作欠灵活等中枢抑制现象。柴胡醇浸出液能使麻醉兔血压轻度下降,对离体蛙心有抑制作用。柴胡皂苷对犬能引起短暂的降压反应,心率减慢,对兔也有降压作用。并能抑制离体蛙心、离体豚鼠心房的搏动。

3. 镇咳作用

柴胡及粗皂苷有较强的镇咳作用,镇咳强度略低于可待因。小柴胡汤所主治少阳证就有咳嗽这一或然证。

4. 抗菌抗病毒作用

体外试验证明,柴胡对溶血链球菌、金黄色葡萄球菌、霍乱弧菌、结核杆菌和钩端螺旋体有一定的抑制作用;对流感病毒、肝炎病毒、牛痘病毒、Ⅰ型脊髓灰(白)质炎病毒有抑制作用。柴胡注射液临床用于治疗感冒、流行性感冒等上呼吸道感染有一定的疗效。

5. 抗炎作用

柴胡皂苷有明显的抗炎作用,对正常和去肾上腺大鼠对角叉菜胶、5-羟色胺、组胺、右旋糖酐、乙酸引起的大鼠足跖和踝关节肿胀均有明显的抑制作用,并能抑制白细胞游走、棉球肉芽肿的增生,抑制炎症的渗出反应和增殖反应,还可抑制组胺的释放,并发现柴胡皂苷能使肾上腺肥大和胸腺萎缩,增强皮质激素的抗炎作用,这说明其抗炎作用机制较复杂。研究证明,其抗炎作用与皂苷结构有关,苷元结构中的环氧齐墩果烯骨架及 4 位碳原子上的侧链—CH_2OH 是抗炎的基本结构。并发现皂苷在消化道难吸收或易在消化道遭破坏,宜肌内注射,口服作用弱。

6. 对脂质代谢和肝、胆的影响

柴胡为疏肝解郁的代表药,研究证实,柴胡具有明显的降血脂、保肝和利胆作用。柴胡皂苷肌内注射能使实验性高脂血症动物的胆固醇、三酰甘油和磷脂的水平降低,尤其是降低三酰甘油水平最为显著,从而促进脂肪肝的改善。还能加速胆固醇 – C^{14} 和其代谢产物的排泄。改善脂质代谢的主要成分是皂苷元 a 和 d,柴胡醇、d – 菠菜甾醇亦可使实验动物的高胆固醇水平降低。柴胡煎剂对四氯化碳、D – 半乳糖胺等所致的实验性肝损伤有一定的保护作用,可使肝细胞变性坏死明显减轻,促使 ALT 和 AGT 降低,肝功能恢复正常,肝细胞内蓄积的糖原以及核糖核酸含量大部分恢复和接近正常。有学者证明柴胡皂苷能增加肝内蛋白质的合成,从而满足蛋白质更新和肝细胞再生的需要,促进肝功能的恢复。实验性肝硬化研究,从肝脏羟脯氨酸测定和肝组织图像表明,柴胡具有明显抑制肝纤维增生的作用,可防止肝硬化的发生,也为早期肝硬化的治疗提供了依据。柴胡的保护作用在复方中如小柴胡汤、逍遥散、柴胡疏肝散、甘柴合剂中更为明显。大量的临床资料表明,柴胡对多种肝病均具有较好的治疗效果。柴胡具有明显的利胆作用,能使实验动物的胆汁排出量增加,使胆汁中胆酸、胆色素和胆固醇的浓度降低。

7. 对胃肠道的影响

(1)抗溃疡:柴胡皂苷对动物应激性溃疡以及幽门结扎法、乙酸法、组胺等所致溃疡均有明显保护作用。

(2)对肠管的作用:柴胡皂苷对在体的小肠运动,有明显的兴奋作用。能显著加强小肠推进肠内容物的运动,并能增强乙酰胆碱对离体豚鼠小肠和离体兔肠的收缩作用,柴胡复方制剂对乙酰胆碱、氯化钡、组胺等所引起的肠道平滑肌痉挛有拮抗作用。

8. 增强免疫功能

柴胡多糖能增强机体的免疫功能。柴胡多糖能增强胸腺细胞中 DNA 合成的速度,加速胸腺细胞向外周释放,从而增强机体的抗病能力,有利于减轻辐射损伤,柴胡能使超氧化物歧化酶的活性降低。柴胡多糖能明显增强库普弗细胞、巨噬细胞、自然杀伤细胞(NK)功能,能提高病毒特异抗体的滴度,能提高淋巴细胞的转化率和皮肤迟发超敏反应,说明柴胡多糖对非特异性和特异性免疫功能均有促进作用。

二、黄芩

1. 抗菌作用

中医临床常用黄芩来清热解毒。研究证明,黄芩具有广谱抗菌作用,对金黄色葡萄球菌、溶血性链球菌、肺炎双球菌、脑膜炎双球菌等多种革兰阳性、革兰阴性球菌及痢疾杆菌、伤寒杆菌、副伤寒杆菌、大肠杆菌、绿脓杆菌、霍乱弧菌、白喉杆菌、百日咳杆菌等革兰阳性、革兰阴性杆菌均有抑制作用,其中尤以对金黄色葡萄球菌、绿脓杆菌抑制作用最强。对人型结核杆菌多数人报道亦有抑制作用;对白色念珠菌、钩端螺旋体以及流感病毒 PRg 株病毒、亚洲甲型病毒有抑制作用。发挥抑菌作用的主要成分为黄芩苷。中医用黄芩治疗各种热证主要与其抗菌作用有关。

2. 解热作用

黄芩制剂给家兔、大鼠皮下给药或灌胃,或黄芩苷腹腔给药,对伤寒、副伤寒甲乙疫苗所引起的发热有明显的解热作用。对酵母菌甲基纤维素悬浮液所致的大白鼠发热,可在给药 1 小时后便发现体温显著下降,能达到阿司匹林或更强的解热效能,作用时间超过 3 小时。

3. 抗炎、抗过敏作用

黄芩水煎醇沉液对大鼠酵母性足肿胀有明显的抑制作用;黄芩的甲醇提取物及黄芩素。黄芩苷、汉黄芩素均可抑制由乙酸诱导的小鼠血管通透性增加,抑制大鼠辅助性关节炎退行性变的继发性损害,表明黄酮类成分对急性、慢性炎症有效。其抗炎机制,初步认为与黄芩抗花生四烯酸(AA)代谢有关。因 AA 及其代谢物在炎症中起重要作用,而几种黄酮类成分对 AA

代谢中的 5 – 酯氧酶产物 – 5 – HETE 和环氧酶产物 – HHT 有抑制作用,如黄芩素、汉黄芩素可抑制 HHT 的形成,如黄芩素和黄芩苷抑制 5 – HETE 的形成;此外,黄芩提取物质使细胞内环磷酸腺苷(cAMP)水平升高,从而抑制肥大细胞释放炎症介质,也起重要抗炎作用。

黄芩及其成分有抗过敏作用。黄芩苷、黄芩苷元、黄芩素对豚鼠离体气管过敏性收缩及整体动物过敏性气喘均有缓解作用,可抑制气管的收缩,并与麻黄碱有协同作用;又黄芩苷、黄芩苷元均能抑制过敏性的浮肿及炎症,二者并能降低小鼠毛细血管通透性;黄芩水和甲醇提取物可明显抑制 I 型变态反应被动皮肤过敏反应;黄芩素、汉黄芩苷、黄芩新素 II 等黄酮类成分可抑制肥大细胞释放组胺,尤以黄芩新素 II 抑制作用最强,与色甘酸钠的抑制率相近。其抗过敏机制,与其有抑制巯基酶活性,减少抗原抗体反应和过敏介质释放,抑制过敏反应发生有关;黄芩可抑制抗原与 IgE 结合,并升高细胞内 cAMP 水平,抑制肥大细胞释放组胺,而抑制过敏反应;黄芩素抑制 5 – 酯氧酶的活性,从而抑制白三烯化合物的生成,起抗过敏性哮喘作用;黄芩提取物和黄芩素对由 Cu^{2+} 在热环境中诱导的 γ – 球蛋白变性有抑制作用,从而抑制产生自身抗体(RA 因子)的自身免疫性疾病。

4. 对脂质代谢和肝、胆的影响

黄酮类有显著的降血脂作用。黄芩苷、黄芩素可降低实验性高血脂动物血清游离脂肪酸、三酰甘油和肝脏总胆固醇、游离胆固醇、三酰甘油的水平;汉黄芩素可降低血清和肝脏三酰甘油的水平;黄芩新素 II 可降低血清胆固醇和肝脏三酰甘油的浓度;黄芩素、汉黄芩素、黄芩新素 II 对血清高密度脂蛋白(HDI)– 胆固醇水平有提高作用;黄芩素和黄芩苷可升高维生素 C – Fe^{2+} 诱导的脂质过氧化大鼠的血清磷脂浓度,而降低肝组织磷脂水平。

黄芩具有保肝作用。黄芩提取物可保护乙醇、四氯化碳、半乳糖胺、黄曲霉素 B_1 所致的急性动物肝损伤,它能使肝糖原含量增加,转氨酶降低;黄芩苷有解毒作用,黄芩苷可降解硝酸士的宁所致的肝脏急性中毒,提高硝酸士的宁的半数致死量;机制为黄芩苷借助体内 β – 葡萄糖醛酸苷酶的活性,分解为黄芩素和葡萄糖醛酸,后者能与含有羟基或羧基的毒物结合而起解毒作用。

黄芩具有利胆作用。黄芩煎剂、乙醇提取物、黄芩素和黄芩苷有利胆作用,能使实验动物胆汁分泌量增加,尤以黄芩素利胆最为明显。

5. 降压作用

这一点已为临床和动物实验所证实,其不同制剂、不同给药途径、不同受试动物均呈现降压效应,对正常的灌服黄芩浸剂亦可使血压明显降低,其降压机制是抑制血管运动中枢,直接扩张外周血管及刺激血管壁感受器,引起反射性血压下降,而起降压作用。

6. 抗血栓作用

黄芩多种成分可抑制血小板聚集。黄芩素、汉黄芩素、黄芩新素 II 能抑制由胶原诱导的血小板聚集,亦能抑制由 ADP 和花生四烯酸诱导的血小板聚集;黄芩素和黄芩苷可抑制凝血酶诱导的纤维蛋白原转化为纤维蛋白,并能防止由内毒素诱导的弥漫性血管内凝血,这些作用能阻止血栓的形成。其抑制血小板聚集的能力比阿司匹林强,其机制主要是黄芩素、汉黄芩素抑制血栓 A_2(TXA_2)合成酶,使 TXA_2 生成减少;同时黄芩提取物又能升高 cAMP 水平,使血小板聚集性明显降低;黄芩素还能特异性地抑制血小板 12 - 脂氧酶活性,减少 12 - HETE 的合成,使血小板黏附性降低。所以黄芩具有抗血栓形成和防治动脉粥样硬化的效能。

7. 抗氧化作用

其主要成分黄芩素、汉黄芩素、黄芩新素 II、黄芩苷可以显著地抑制 NADPH(还原型辅酶 I 脱氢酶) - ADP 或氯化亚铁 - 维生素 C(维生素 C - Fe^{2+}) - ADP 诱导肝组织生成过氧化脂质。NADPH - ADP 属酶促反应,维生素 C - Fe^{2+} 属非酶促反应,黄芩对两个途径生成的过氧化脂质都能显著地抑制,表明本品是有前途的临床抗氧化剂。

8. 其他作用

利尿;解痉;抗肿瘤;防治白内障。

三、半夏

1. 镇咳作用

动物实验证明,生半夏、姜半夏、明矾半夏的煎剂灌服,对电刺激猫喉上神经或1%碘溶液注入猫右肋膜引起的咳嗽有明显的镇咳作用,药后30分钟生效,可维持5小时以上,比口服可待因1mg/kg的效力略弱。静脉注射0.5~1g/kg,亦有明显镇咳作用。其镇咳机制主要为抑制咳嗽中枢,作用部位在中枢,主要成分为所含生物碱。

2. 催吐和镇吐作用

动物实验证明,生半夏及其未经高温处理的流浸膏有催吐作用。这与前人所说"生半夏令人吐"相符。但生半夏粉剂若经高温处理后,则可除去催吐成分而保留镇吐作用,据认为其催吐作用与所含3,4-二羟基苯甲醛葡萄糖苷有关,因其苷元有强烈刺激性。用洋地黄酊给鸽静脉注射引起的呕吐,证明口服制半夏或半夏流浸膏、姜半夏或白矾半夏混悬液、生半夏煎剂3g/kg,每日2~3次,连服2日,均有一定的镇吐作用。对于阿扑吗啡或硫酸铜所致的犬呕吐,半夏煎剂灌胃也有一定镇吐作用。其机制为抑制呕吐中枢,其主要有效成分为所含生物碱、葡萄糖醛酸、甲硫氯酸。

3. 抗肿瘤作用

半夏的烯醇或水浸出液对动物实验性肿瘤细胞具有明显的抑制作用,胡芦巴碱对小鼠肝癌HCA、S_{180}、Hela细胞有明显抑制作用,β-谷甾醇在动物实验中也证实有抗癌作用。

4. 毒性作用

人误服生半夏时,对口腔、喉头和消化道黏膜有强烈刺激性,可发生肿胀、疼痛、失音、流涎、呼吸困难甚至窒息而死。半夏炮制方法不同,其毒性亦异。以生半夏毒性最大,次为漂半夏、姜半夏、蒸半夏,而白矾半夏毒性最小。中毒时可服稀醋、浓茶或蛋白等解救。

5. 其他作用

调节胃肠功能及利胆;抗早孕;降低眼内压。

四、人参

1. 对中枢神经系统的作用

人参对神经系统有双向调节作用,有兴奋作用,亦有抑制作用,而以兴奋作用尤为明显。根据对动物脑电图及条件反射的研究,人参主要是加强大脑皮层兴奋过程,同时也能加强抑制过程,改善神经活动的灵活性。以动物条件反射活动为指标,人参对大脑皮层的兴奋作用,强于苯丙胺、咖啡因、士的宁。而略逊于北五味子。人参对中枢神经系统的作用与其中成分和用量有关。人参皂苷 Rg 类有兴奋作用,Rb 类有抑制作用。小剂量表现为中枢兴奋作用,大剂量则转为抑制。

人参有益智作用:人参干浸膏和20%乙醇提取物灌服,对大鼠与小鼠的学习与记忆均具有改善作用,表现为对樟柳碱等(M 胆碱受体阻滞剂)造成的记忆获得障碍有明显的保护作用;对环己酰亚胺(蛋白合成抑制剂)和亚硝酸钠(脑缺氧)造成的记忆巩固障碍有改善作用。能提高人体的反应能力,能提高人脑力和体力劳动效率,对抗疲劳,能改善睡眠和情绪,大剂量也可出现镇静。人参能促进中枢神经系统内乙酰胆碱的合成和释放,提高多巴胺和去甲肾上腺素在脑内的含量,促进脑内 RNA 和蛋白质的合成和提高脑的供血、供氧,是人参益智的药理学基础。

人参对中枢神经系统有镇静作用,能减少小鼠自发活动,对鸽、兔、猫也有镇静作用,并能对抗戊四氮、士的宁等中枢兴奋药导致的惊厥,并降低因惊厥而致的死亡率。

2. 对内分泌系统的作用

(1)对下丘脑 – 垂体 – 肾上腺皮质轴影响:适量的人参可以兴奋下丘脑 – 垂体 – 肾上腺皮质轴,使其功能增加。人参总皂苷或各种单体皂苷 Rb_1、Rb_2、Rc、Re 都能使正常和切除一侧肾上腺大鼠肾上腺肥大,其抗坏血酸含量亦明显降低,嗜酸性细胞增多,尿 17 – 酮类固醇排出量增加。人参并非直接作用于肾上腺皮质,而是通过垂体释放 ACTH 而实现的。人参这种作用,认为与其增强人体抗应激能力有关。

（2）对下丘脑－垂体－性腺轴的影响：人参皂苷及其单体 Rb$_1$ 和 Rg$_1$ 可增加垂体前叶的促性腺激素的释放。对雌性动物能加速其性成熟过程，使动情间期缩短，动情期延长，子宫和卵巢重量增加，黄体激素分泌增加；也可使已成熟的小鼠动情期明显延长；对雄性幼年动物，可以增加睾丸及副睾丸的重量，扩大输精管的直径；能增加睾丸中精子的数量，使其活力增强，延长精子体外生存期。

（3）对其他内分泌的影响：人参总皂苷可刺激离体的大鼠释放胰岛素，并能促进葡萄糖引起的胰岛素的释放。这种作用不依赖细胞外钙的存在，也不被肾上腺所抑制，说明人参总皂苷对胰岛素释放的作用机制与葡萄糖不同。从人参中的非皂苷部分中提取的胰岛素样物质，能提高小鼠血中胰岛素水平和促进小鼠胰腺释放胰岛素，这种作用与增加胰岛的 cAMP 含量有关。人参可增强家兔的甲状腺功能，可能通过兴奋中枢神经系统，使垂体前叶促甲状腺激素释放增加。

3. 调节物质代谢

（1）调节糖代谢：人参有降血糖作用。人参对正常血糖及因注射肾上腺素和高渗葡萄糖引起的高血糖物有降血糖作用，对四氧嘧啶引起的小鼠高血糖具有明显的降血糖作用。发挥降血糖活性成分为人参多糖 A、B、C、D、E、U、T、S、R、O，其中人参多糖 U 最强。四氧嘧啶可选择性地抑制胰岛神经丛内的胆碱酯酶活性使血糖升高，而人参能提高此酶的活性，抵消血氧嘧啶的抑制作用，这可能是人参降血糖作用机制之一。

（2）调节蛋白质及核酸的代谢：人参总皂苷有促进蛋白质、DNA、RNA 的生物合成，提高 RNA 聚合酶活性，从而增加 RNA 的合成，增加细胞质核糖体，提高血清蛋白合成率及白蛋白与 γ－球蛋白含量。人参皂苷能促进动物生长，增加体重，增强机体的抗病能力，促进患者恢复健康，可能与促进蛋白质和 RNA 合成作用有关。

（3）调节脂质代谢：人参皂苷有降血脂作用。对高胆固醇饮食大鼠和高脂症血患者的血清低密度脂蛋白、胆固醇的增加和脂肪肝具有改善作用，并能促进胆固醇的排泄，防止高胆固醇血症和动脉粥样硬化的形成。

4.对血液与造血系统的影响

人参益气活血。研究证明人参皂苷可防止血液凝固,促进纤维蛋白溶解;降低低切变率下的全血黏度,即能降低红细胞的聚集性,增加血液的流动性,改善组织灌注;对胶原、花生四烯酸等聚集剂诱发的血小板聚集均有抑制作用,对健康人血小板聚集亦有抑制作用。人参提取物能促进骨髓造血功能,使血中红细胞、白细胞、血红蛋白及骨髓中有核细胞数显著增加,有治疗再生障碍性贫血和粒细胞减少症的效果,说明人参具有益气生血功能。

5.对循环系统的作用

(1)强心作用:人参可增强多种动物心脏的收缩力,减慢心率,在心功能不全时,其强心作用更为明显,大剂量则减弱收缩力和减慢心率,其主要活性成分是人参皂苷,强心作用机制与促进儿茶酚胺的释放及抑制心肌细胞膜 $Na^+ - Ka^+ - ATP$ 酶活性有关,前者使细胞内 Na^+ 增加,促进 $Na^+ - Ca^{2+}$ 交换,使 Na^+ 内流增加,作用与强心苷相似。人参三醇型皂苷的这一作用明显强于二醇型皂苷。

(2)抗心肌缺血作用:人参具有减轻心肌缺血损伤的作用。口服人参总皂苷可明显改善异丙肾上腺素造成的大鼠心肌缺血的心电图及血清酶学检测,表明具有保护心肌的作用。人参抗心肌缺血机制:一方面是人参可以扩张冠状动脉;另一方面是人参能促进细胞对葡萄糖的摄取和利用,提高糖酵解和有氧分解能力,增加能量供应,降低小鼠在严重缺氧情况下大脑和心肌的乳酸含量。最近研究指出:人参皂苷抗心肌缺血是通过抑制氧自由基产生,保护缺血心肌中超氧化物歧化酶及降低心肌脂质过氧化物的含量。

(3)扩张血管和降压作用:人参具有扩张血管,改善微循环的作用。人参对整体动物的冠状动脉、脑血管、椎动脉、肺动脉均有扩张作用,改善这些器官的微循环。人参扩张血管的主要有效成分是 Re、Rg₁、Rg₂、Rc。但也曾发现人参小剂量时对离体兔耳血管和大鼠后肢血管有收缩作用。人参及人参皂苷对血压有双向调节作用,并与剂量和机体功能状态有关,小剂量人参可使麻醉动物血压升高,大剂量则使血压下降。人参使高血压患者血压下降,而使低血压或休克者血压上升。用阿托品后,人参其降压作用明显减弱,故认为人参降压是由于阻滞 M 胆碱受体的结果。最近研究表明,人参皂苷的降压作用还可能与其激动突触前膜受体,减少交感递质释放有关。

6. 抗休克作用

人参可防治各种原因所致的休克。人参皂苷可使过敏性休克和烫伤性休克动物的生存时间明显延长;对失血性急性循环衰竭动物,可使心脏收缩力和频率明显增加;对心源性休克家兔可提高其存活率;增强革兰阴性杆菌所致感染性休克的非特异性抗感染能力,使小部分休克动物的血管口径不发生改变,并能激活机体网状内皮系统的吞噬功能,从而有利于休克的治疗。人参皂苷对内毒素并无直接灭活解毒作用,而是通过增强网状内皮系统的吞噬功能,对内毒素及休克时所产生的多种毒性物质增强其吞噬清除作用所致。

7. 抗衰老作用

人参是一种有效的抗衰老药。人参皂苷可明显地延长动物寿命及细胞寿命。对老年动物脑干中单胺氧化酶 – β 活性有抑制作用,使大脑皮层去甲肾上腺素水平接近青年动物水平。人参皂苷、人参提取物和红参中的麦芽醇,均可清除体内致衰老的自由基和保护生物膜免受自由基的损害。对老年大鼠心肌、脑、肝组胺褐素含量均可明显减少,血清过氧化脂质也显著降低,并能提高超氧化物歧化酶的活性。此外,人参对机体各组织器官有保护和调节作用等,从多方面发挥抗衰老效应。

8. 抗肿瘤作用

人参多糖能明显抑制小鼠腹水癌细胞的增殖,延长小鼠存活时间。使小鼠肝脏空斑形成细胞,特异玫瑰花形成细胞,血清抗 SRBC 抗体和肝细胞的抗体分泌量增加,提示人参多糖可能在机体内增强免疫功能。实验证实,人参对大鼠肝癌发生发展具有显著的抑制作用,红参煎剂可防止 10% 的二乙基亚硝胺(DEN)对大鼠的致癌作用,其肝癌发生率为 14.29%,而对照组肝癌发生率为 100%。人参在 DEN 诱发大鼠肝癌的过程中,主要是保护肝细胞膜系结构免遭破坏,维持或增强肝细胞的代谢功能,减轻肝细胞变性坏死,而且肝细胞的异型增生少,从而降低了肝癌发生率。

9.增强免疫功能

人参能全面增强机体免疫功能,可使白细胞增加,防治多种原因所致的白细胞减少。人参中的免疫活性成分主要是人参皂苷和多糖。人参皂苷对多种动物网状内皮系统吞噬功能均有明显的激活作用,增强其对血流中惰性胶体炭粒、金黄色葡萄球菌、鸡红细胞等的吞噬廓清能力,剂量增加,给药次数增多,作用可增强。用环磷酰胺造成小鼠免疫功能降低,人参多糖和人参皂苷仍能使其白细胞回升,对巨噬细胞功能抑制、溶血素形成抑制和迟发型超敏反应抑制,均可使其恢复正常。人参皂苷可促进小鼠血清 IgG、IgA、IgM 的生成,促进淋巴细胞转化。人参多糖在体外可增强小鼠 NK 细胞活性,并呈现明显的量效依赖关系。此外,人参提取物不仅对细胞免疫与体液免疫有调节作用,而且还可诱生干扰素,增强对病毒的抵抗力。

10.增强机体的应激能力

人参能增强机体的适应性,增强机体对物理、化学和生物等各种有害刺激与损伤的非特异性抵抗力,使紊乱的功能恢复正常。如人参煎剂和人参皂苷有明显的抗疲劳、抗缺氧、抗寒冷及抗高温作用。人参提取物对 X 线照射的小鼠,可明显增加存活率,促进受照射鼠的造血器官恢复。人参总皂苷也能改善微波照射引起的造血器官的抑制。

五、甘草

1.肾上腺皮质激素样作用

(1)盐皮质类固醇样作用:甘草具有盐皮质类固醇样作用。甘草浸膏、甘草酸钾盐或铵盐、甘草次酸均有去氧皮质酮样作用,能使多种实验动物出现水钠潴留,钾排出增加,钠、氯排出减少,血压升高,尿中 Na/K 比值下降等反应。健康人口服也有类似情况。对甘草次酸和去氧皮质酮的水钠潴留作用比较,证明 25mg 甘草次酸较 1mg 去氧皮质酮作用略强。临床也得到证实,如曾以甘草浸膏、甘草粉、甘草酸和甘草次酸等治疗慢性肾上腺皮质功能减退症患者(阿狄森病)均有肯定的疗效。用药后,由肾上腺皮质功能不足所引起的各种症状如色素沉着,软弱无力,体重减轻,低血压,食欲不振等症状均见好转,血液电解质紊乱也趋恢复。

(2)糖皮质类固醇样作用:甘草与糖皮质激素有协同作用。临床已用于各种变态反应性疾病,均可见到抗炎、抗变态反应等类似糖皮质激素样作用。动物实验表明,甘草或其制剂(浸膏、甘草甜素)可致胸腺萎缩,血中嗜酸性白细胞和淋巴细胞减少,尿内游离17-羟皮质类固醇增加,与糖皮质激素的效应相似。

2. 抗炎和抗变态反应作用

临床报道甘草甜素及甘草的其他制剂,对多种皮肤炎症和皮肤过敏性疾患有较好的疗效,如皮肤瘙痒、皮炎、荨麻疹、过敏性紫癜及药物引起的皮疹或皮炎。动物实验也证明甘草次酸及其衍生物能减轻大白鼠的棉球肉芽肿及甲醛性关节炎。甘草甜素对于摘除肾上腺的大鼠仍有抗炎作用。在卡介苗致敏的基础上,结核菌素所引起的皮肤过敏反应能被甘草次酸明显抑制。甘草次酸的抗炎症活性,经测定为氢化可的松的1/8,其衍生物生胃酮为氢化可的松的1/5。甘草能减轻豚鼠由于血清引起的过敏性反应,并使其丙种球蛋白升高。甘草甜素和甘草次酸的抗炎和抗变态反应作用,是其皮质激素样作用的重要表现之一。

3. 对消化系统的作用

(1)抗消化性溃疡:甘草次酸的衍生物甘草次酸琥珀酸半酯二钠盐(生胃酮)具有肯定的抗溃疡作用,能改善症状,促进溃疡愈合。动物实验证明对胃黏膜损伤和豚鼠的拘束应激性胃出血有保护作用,生胃酮抗溃疡作用的机制与其促进胃黏膜分泌黏液和延长胃壁黏膜细胞的寿命有关。对大白鼠结扎幽门或因注射组胺引起的实验性溃疡,甘草浸膏具有明显的抑制作用。这与甘草中所含甘草苷、甘草苷元及异甘草苷均有明显的抗溃疡作用有关。甘草制剂治疗消化性溃疡的报道甚多,Doll等用双盲法对生胃酮所进行的研究,对肯定这一作用具有重要影响。临床实践证明,应用甘草制剂后胃痛、泛酸、嗳气等各种溃疡病症状可见好转或消失,X线检查部分病例壁龛缩小或消失。

（2）对胃酸分泌的影响：甘草的某些成分对胃酸分泌有抑制作用,如光果甘草的甲醇提取成分 FM100 对胃酸的分泌量及胃蛋白酶的活性都有一定的抑制作用。

（3）解痉作用：甘草煎剂、流浸膏对兔离体肠管,先兴奋后抑制,对在体胃有明显的抑制作用。若肠管处于痉挛状态,则甘草解痉作用更为明显。如甘草煎剂对乙酰胆碱、氯化钡、组胺引起的肠痉挛有明显的解痉作用,甘草解痉作用的有效成分是甘草苷元、异甘草苷元和甲醇提出物 FM100,其作用机制是由于直接抑制胃肠道的平滑肌。甘草能"缓急止痛",似与甘草的抑制胃酸、胃蛋白酶分泌和平滑肌解痉作用有关,配合芍药(芍药甘草汤)可起协同作用。同时,甘草对胃肠道的这些作用也可说明"甘草甘缓,凡湿阻中焦,脘腹胀满者用之,能令人气壅满"的用药禁忌的道理。

4. 镇咳作用

一般认为甘草口服后,能覆盖发炎的咽部黏膜,减少对它的刺激,从而发挥镇咳作用。18－β甘草次酸衍生物对豚鼠具有明显的镇咳作用,其强度与可待因相似,此类制剂对化学性刺激及电刺激猫喉上神经的咳嗽,均有显著效果,故认为甘草的镇咳作用为中枢性。目前常用的镇咳祛痰合剂中常含有甘草,如复方甘草合剂。

5. 镇痛作用

用乙酸腹腔注射引起小鼠扭体反应作为指标的实验中,证明 FM100 有明显的镇痛作用,且与芍药苷有协同作用,这也是甘草"缓急止痛"的一个重要因素。

6. 抑菌作用

甘草的醇提取物及甘草次酸钠在体外对金黄色葡萄球菌、阿米巴原虫及滴虫均有抑制作用,但在有血浆存在情况下,其抑菌和杀灭阿米巴原虫的作用有所减弱。甘草苷的这种作用更强。由此可见,甘草本身虽无较强的抗菌作用,但它能增强其他清热解毒药物对细菌的抑制作用。

7. 解毒作用

甘草能减低或缓和其他药物的毒性。甘草浸膏与甘草酸对硝酸士的宁、水合氯醛、乌拉坦、组胺、河豚毒、蛇毒、破伤风毒素、白喉毒素等都有解毒作用。对四氯化碳、四氯乙烯及乙醇引起的实验动物肝损伤,甘草有保护作用,若与柴胡相配伍,为甘柴合剂则有更良好的保肝作用。若甘草与制附子同煎煮,可使制附子的毒性大为降低。甘草酸与链霉素碱性基因化学结合制成的甘草酸链霉素,对豚鼠的前庭毒性明显减轻。甘草解毒作用原理尚未完全阐明,有人认为甘草酸在水解后产生葡萄糖醛酸,凡毒物在体内经代谢产生羟基或羧基的物质,均可与葡萄糖醛酸起反应,而达到解毒的目的。

六、生姜

1. 对消化系统的作用

内服本品对口腔及胃黏膜有刺激作用,能促进消化液的分泌使食欲增加;对消化道有轻度刺激作用,可使肠张力、节律及蠕动增加;有时继之降低,可用于肠道因胀气或其他原因引起的肠绞痛。

2. 对循环和呼吸作用

正常人嚼生姜1g(不咽下),可使血压上升1mmHg以上。乙醇提取液对麻醉猫血管运动中枢及呼吸中枢有兴奋作用,对心脏也有直接兴奋作用。

3. 抗癣菌及杀滴虫作用

体外试验,水浸剂对堇色毛癣菌有抑制作用,对阴道滴虫有杀灭作用。

第二章　小柴胡汤衍方分析

第一节　仲景加减方

1. 柴胡桂枝汤

柴胡桂枝汤,即小柴胡汤和桂枝汤各取一半组合而成,从功效角度上看,柴胡桂枝汤与小柴胡汤相比,不仅可以和解少阳,还可以调和营卫。

主治病的病机:邪入少阳,太阳经证未去。

2. 柴胡加龙骨牡蛎汤

在《伤寒论》中,柴胡加龙骨牡蛎汤主治伤寒八九日,下之,胸满烦惊,小便不利,谵语,一身尽重,不可转侧者,从功效角度上看,柴胡桂枝汤与小柴胡汤相比,不仅可以和解少阳,还可以通阳泄热,重镇安神。

3. 柴胡桂枝干姜汤

柴胡桂枝干姜汤由三部分组成:一是小柴胡汤中的柴胡、甘草、黄芩主治往来寒热、胸胁苦满,是清热,是解郁;二是由桂枝、甘草、干姜主治心动悸而下利,是温中,是通阳;三是用牡蛎、天花粉治惊悸、口渴而胸胁痞硬,是润燥,是散结。从功效角度上看,柴胡桂枝干姜汤与小柴胡汤相比,不仅可以和解少阳,还可以温化水饮。

主治病的病机:本方治疗少阳枢机不利,兼有水饮内结。

4. 小柴胡加芒硝汤

柴胡加芒硝汤由小柴胡汤原方加芒硝而成。从功效角度上看,柴胡加芒硝汤与小柴胡汤相比,不仅可以和解少阳,还可以泄热润燥。

主治病的病机:少阳兼阳明里结,里结较轻。

第二节 后世加减方

1. 小前胡汤

本方出自《外台秘要》卷一引《崔氏方》。方中药物是小柴胡汤以前胡易柴胡,疏肝理气药力不如小柴胡汤,而化痰降气药力则比小柴胡汤强。

2. 柴胡饮子

出自《宣明论方》,在小柴胡汤的基础上去生姜和大枣,加大黄、当归和芍药。主治伤寒发汗不解;或中外诸邪热,口干烦渴;或下后热未除,汗后劳复;或骨蒸肺痿喘嗽,妇人余疾,产后经病。

3. 柴胡羌活汤

出自《医方集解》,在小柴胡汤的基础上加上防风、羌活。主治瘟疫少阳证。

4. 柴平汤

出自《景岳全书》,为柴胡汤与平胃散(苍术、厚朴、半夏、茯苓、陈皮、甘草)合方。主治小柴胡汤证见腹满、苔白腻者。

5. 柴苓汤

出自《景岳全书》,为小柴胡汤和四苓散化裁而成,主治身热、烦渴、泄泻。

6. 柴陷汤

出自《医学入门》,为小柴胡汤与小陷胸汤的合方,具有疏表和中的功效。主治结胸痞气初起有表,及水结、痰结、热结。

7. 柴朴汤

出自《证治准绳·类方》,组成为小柴胡汤合小陷胸汤再加上前胡、独活、藿香。主治疟疾热多而脾气弱者。

8. 柴胡桔梗汤

出自《成方切用》,在小柴胡汤的基础上加桔梗。主治春嗽。

9. 柴胡四物汤

出自《素问·病机气宜保命集》,在小柴胡汤的基础上去生姜和大枣,加四物汤(熟地黄、当归、川芎、芍药)。主治产后日久虚劳,微有寒热,脉沉而浮者。

10. 柴胡双解散

本方出自《赤水玄珠》,在小柴胡汤的基础上去生姜和大枣,加陈皮和芍药。主治足少阳胆经受证,耳聋胁痛,寒热呕而口苦,脉来弦数。

加减:小便不利,加茯苓;呕,入姜汁、竹茹;胁痛,加青皮;痰多,加瓜蒌仁、浙贝母;寒热似疟,加桂枝;渴,加天花粉、知母;齿燥无津液,加石膏;嗽,加五味子、金沸草;心下饱闷,未经下者,非结胸,乃表邪传至胸中未入于腑,加枳壳、桔梗;虚烦类伤寒证,加竹叶、炒粳米;与阳明合病,加葛根、芍药;妇人热入血室,加当归、红花;男子热入血室,加生地黄;妇人伤寒无表证,其热胜,加大黄,甚者加芒硝。

参考文献

[1]李仪奎,姜名瑛.中药药理学[M].北京:中国中医药出版社,1992:139-189.

[2]张志军.日本对小柴胡汤的研究[J].中医杂志,1993,(10):626.

[3]陈瑞.小柴胡汤临床运用举隅[J].云南中医学院学报,2005,28(4).

[4]任秀英.小柴胡汤临床应用举隅[J].河北中医,2004,26(1):38.

[5]龙飞.小柴胡汤治疗支气管扩张咯血1例[J].北中医杂志,1995,17(2):9.

[6]李瑞雪.小柴胡汤新用[J].辽宁中医学院学报,2004,6(4):335.

[7]刘永业,王俊菌.赵清理教授治疗发热性疾病验案举隅[J].南阳:国医论坛,1998,13(6):38.

[8]吴贵文.小柴胡汤验案3则[J].河南中医,1998,18(6):342-343.

[9]王平.中医十大名方小柴胡汤[M].中国中医药出版社,1998.

[10]杨爱国.小柴胡汤加味治疗冠心病[J].河南中医,2003,23(8):8.

[11]贾凤兰.小柴胡汤治疗急性病症举隅[J].山西中医,2002,18(6):50.

[12]王传航.经方治验2则[J].南阳:国医论坛,1997,12(2):16.

[13]张学平.小柴胡汤临床应用体会[J].甘肃中医学院学报,1998,15(4):41-42.

[14]温桂荣.小柴胡汤临床应用三则[J].湖南中医药导报,2003,9(3):55-56.

[15]任少兰.小柴胡汤摘证新用[J].湖北中医杂志,2003,25(6):44.

[16]李晓丽.小柴胡汤临证治验3则[J].河北中医,2007,29(1):999.

[17]曹国星.小柴胡汤在消化系统疾病中的应用[J].江西中医药,2003,34(7):37.

[18]谢建华.谢兆丰医师运用小柴胡汤的经验[J].南京中医药大学学报,1996,12(5):38.

[19]孙朋强,伊丽利.小柴胡汤加味治疗慢性乙型肝炎72例[J].山东中医杂志,2000,19(9):536-537.

[20]涂瑶生.加味小柴胡汤治疗慢性活动性乙肝66例[J].湖南中医药导报,1996,2(4):11-12.

[21]宋友武.小柴胡汤治验2例[J].山西中医杂志,1997,13(5):46.

[22]张现经,张绪忠.一贯煎合小柴胡汤加减治疗慢性胆囊炎106例[J].长春:

中国社区医师,2006,16(8):74.

[23]黄存垣.略论小柴胡汤及其运用[J].江西中医药,2002,33(1):22.

[24]季进锋.卢秉久教授临床应用小柴胡汤经验举隅[J].实用中医内科杂志,2007,1(6):32-33.

[25]梁品磊.小柴胡汤加减验案三则[J].甘肃中医,2005,18(9):7.

[26]荆素华.和解少阳法临证思辩[J].福州:福建中医药,2005,36(1):41.

[27]杜惠芳.小柴胡汤临证广用[J].济南:山东中医杂志,2006,25(1):64-65.

[28]林子长.小柴胡汤新用体会[J].江西中医药,2001,32(3):53.

[29]程良骏.小柴胡汤临床新用[J].浙江中医学院学报,1994,18(1):17-18.

[30]马汉洲,周庚生.小柴胡汤治疗出血证115例[J].浙江中医杂志,2006,41(5):273-274.

[31]陈亦工,陈强,陈萌.小柴胡汤治疗急性肾盂肾炎200例[J].国医论坛,2005,15(3):9.

[32]卢嘉惠,张兆潦.小柴胡汤治疗泌尿系统疾病举隅[J].山东中医杂志,1997,3:110.

[33]邹卫兵.陈瑞春老师运用小柴胡汤治验3则[J].新中医,1998,30(10):11.

[34]王玉仙.小柴胡汤加味临床应用举隅[J].河南中医,2004,24(2):12.

[35]李万英,任凤兰.小柴胡汤验案3则[J].山西中医,1996,12(3):33.

[36]张建慧.小柴胡汤临床应用举隅[J].宜春医专学报,2000,12(4):321.

[37]张怀亮.小柴胡汤临床运用举隅[J].辽宁中医杂志,2007,34(6):830.

[38]梁惠光.小柴胡汤临床运用举隅[J].实用中医内科杂志,1989,3(3):39.

[39]何柏森.小柴胡汤在外科疾病的运用[J].时珍国医国药,2001,12(3):252.

[40]姜群英,宗丙华.小柴胡汤治疗妇科疾病举隅[J].江苏中医,1998,19(6):32.

[41]金雪明,胡之,胡金泳.胡仲翊运用小柴胡汤及其类方治疗妇科病经验[J].浙江中医杂志2007,42(10):568.

[42]王小明.小柴胡汤在妇科临床中的应用[J].湖北中医杂志,1998,20(1):47.

[43]杨光.小柴胡汤妇科临床应用举隅[J].光明中医,1998,13(6):36.

[44]魏绍斌,袁亚敏.杨家林教授运用小柴胡汤加减治疗经行头痛的经验

[J].四川中医,2007,25(8):2.

[45]戴明洪.小柴胡汤临床使用心得[J].浙江中医学院学报,2005,29(2):43.

[46]欧阳真理.小柴胡汤临床应用验案3则[J].国医论坛,2005,20(1):8.

[47]王德华,肖春燕,唐宏英.小柴胡汤临证应用举隅[J].实用中医内科杂志,2004,18(1):33.

[48]刘玉珍.小柴胡汤妇科应用举隅[J].河南中医药学刊,1999,14(4):43.

[49]周嵘.小柴胡汤临床应用举隅[J].云南中医学院院报,2006,25(3):21.

[50]张永全.小柴胡汤新用[J].甘肃科技纵横,2007,36(2):225.

[51]薄晓茹.小柴胡汤验案七则[J].山西职工医学院学报,2006,16(4):45.

[52]连华敏.小柴胡汤在妇科疾病中的应用[J].河南中医,2003,23(11):7.

[53]裴春萍.小柴胡汤治疗女扎术后呕吐54例[J].实用医技杂志,2005,12(2):335-336.

[54]杨东霞,马宝璋.小柴胡汤加减治疗慢性盆腔炎急性发作92例[J].中国中医急症,2006,15(4):427.

[55]王飞儿.小柴胡汤在妇科应用体会[J].河北中医,2005,27(3):200.

[56]潘新有,田凌云.小柴胡汤加减治疗热入血室浅识[J].实用中医内科杂志,2005,19(1):46-47.

[57]袁晓琳,马健.小柴胡汤加减治疗妇女习惯性便秘[J].时珍国医国药,2007,18(3):675.

[58]雍怀生.小柴胡汤治愈中期妊娠疟疾案[J].四川中医,1994,4:30.

[59]张恩荣,卢静.加味小柴胡汤治疗小儿感冒88例[J].中国乡村医生杂志,1994(4):24.

[60]路云霞,杨安林.柴胡汤加减治疗小儿上呼吸道感染300例[J].中国社区医师,2008,10(7):86.

[61]韩家祥.小柴胡汤治疗小儿夏季感冒34例[J].江苏中医药,2004,35(262):52.

[62]施晓玲,张进东.小柴胡汤加减治疗小儿厌食症126例[J].四川中医,2003,21(11):72.

[63]蔡耀庚.小柴胡汤加减治疗百日咳28例[J].浙江中医杂志,1995(12):40.

[64]黄何伟.小柴胡汤治疗阳痿23例疗效观察[J].山西中医,2006,22:25.

[65]黄海.小柴胡汤在男科病中的应用[J].福建中医学院,2001,18(2):35.

[66]吕建辉.小柴胡汤治愈遗精[J].青海医学院学报,1983,1:71.

[67]常刘萍,周章武.小柴胡汤治疗肋软骨炎24例[J].安徽中医临床杂志,1996,8(3):124-125.

[68]孙桂芝.小柴胡汤治疗坐骨神经痛60例[J].陕西中医函授,1995,(4):32.

[69]刘彦平,赵党生.何炳元运用小柴胡汤治疗皮肤病经验[J].中医杂志,2006,
　　46(6):423.

[70]向东方.小柴胡汤治疗慢性荨麻疹21例[J].实用中医药杂志,2000,16
　　(1):29.

[71]张文.小柴胡汤内服洗治疗湿疹50例[J].中医杂志,1998,39(3):144.

[72]梁发胜.经方小柴胡汤治疗皮肤病[J].亚太传统医药,2007,5:36.

[73]任爱萍.小柴胡汤治疗皮肤病一得[J].河北中医,2004,26(12):921.

[74]范栋贤.小柴胡汤治疗急性卡他性中耳炎32例[J].中国民间疗法,2004,12
　　(2):31.

[75]汪厚祥.小柴胡汤治疗分泌性中耳炎40例[J].湖北中医杂志,2001,23
　　(1):32.

[76]朱敏敏.小柴胡汤在耳鼻咽喉科临床应用体会[J].云南中医中药杂志,
　　1993,14(5):18.

[77]兰志红,张成永,邹朗福.小柴胡汤结合西药治疗梅尼埃病的临床观察[J].
　　中国中西医结合耳鼻咽喉科杂志,2003,11(13):183-184.

[78]毛良知.加味小柴胡汤治疗梅尼埃综合征40例疗效观察[J].江西中医药,
　　1997,10(11):1054.

[79]杨鸿仁.小柴胡汤加减治疗急性化脓性中耳炎21例[J].四川中医,1987:
　　43-44.

[80]苏建华.小柴胡汤治疗耳聋二例[J].黑龙江中医药,1990,2(6):4.

[81]吴清苓.小柴胡汤加减治疗副鼻窦炎[J].河南中医,2004,24(11):13.

[82]刘淑红.小柴胡汤配合苍耳散加减治疗儿童慢性鼻窦炎Ⅰ型90例[J].世界
　　中医药,2008,8(8):143.

[83]黄庆山,李静美,刘红玉,等.小柴胡汤治疗变应性鼻炎临床研究[J].实用中
　　医药杂志,1995,(2):27.

[84]杨继兵.小柴胡汤临床应用心悟[J].内蒙古中医药,1998,(2):27.

[85]陆中岳,高杨.小柴胡汤加减治疗梅核气30例[J].安徽中医临床杂志,
　　1997,9(4):206.

[86]杨国汉.小柴胡汤为主治疗眼底出血症64例观察[J].实用中医药杂志,
　　2002,18(6):6.

[87]孙向红,于新民,侯树斌.小柴胡汤在五官科中的应用[J].江苏中医,1997,
　　18(11):34.

[88]何慧琴.小柴胡汤眼科临证新用举隅[J].江苏中医,1999,20(11):35.